W0383222

Sepp Porta
Michael Hlatky
Johannes Christandl

Holunder-Wunderwelt

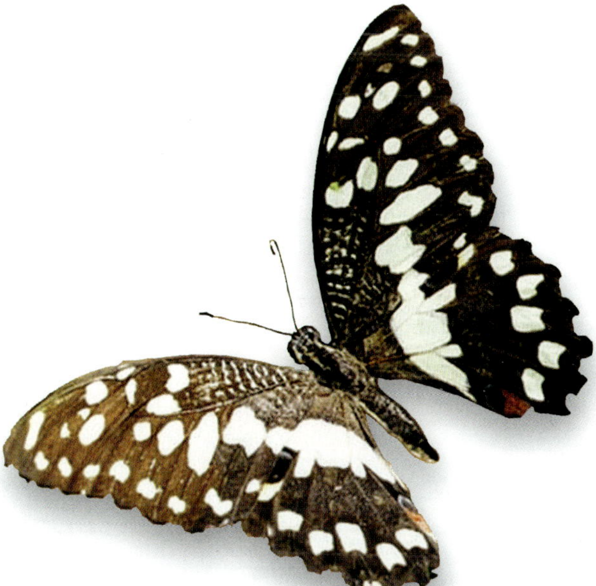

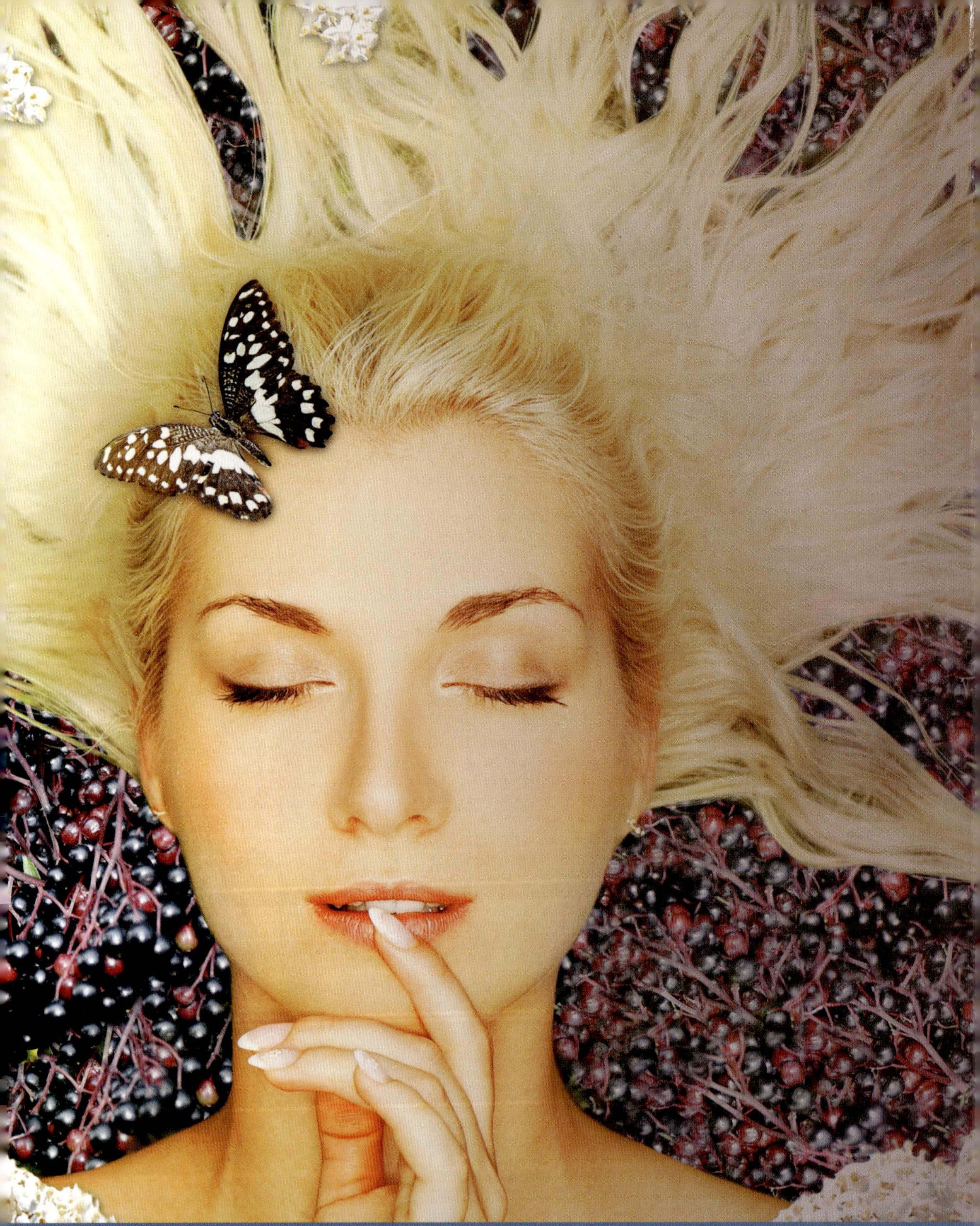

Sepp Porta
Michael Hlatky
Johannes Christandl

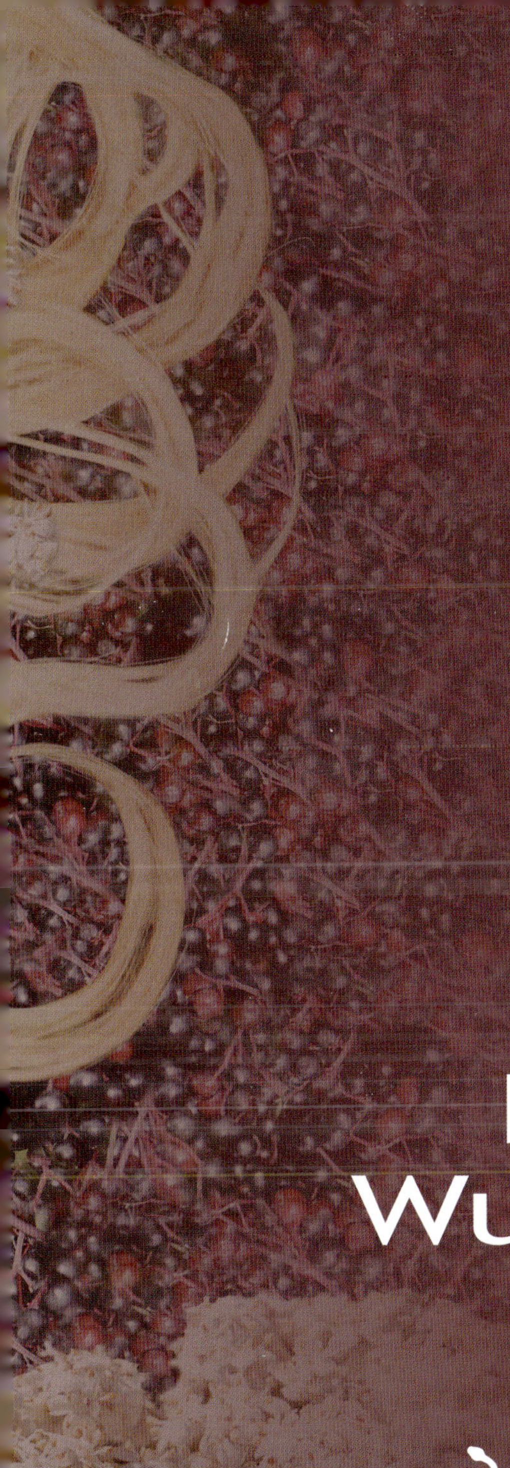

Holunder-Wunderwelt

VERLAGSHAUS DER ÄRZTE

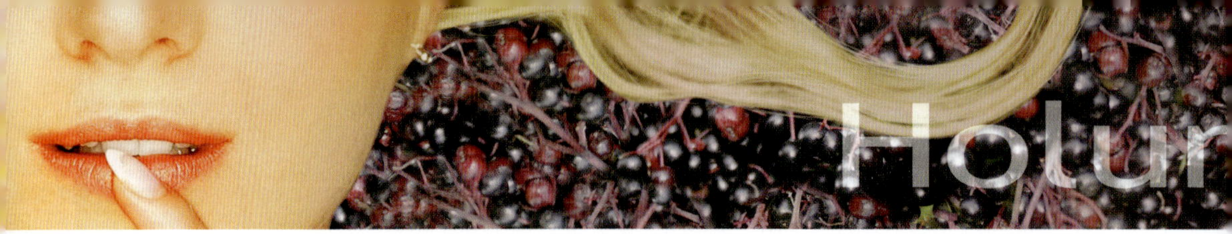

Impressum

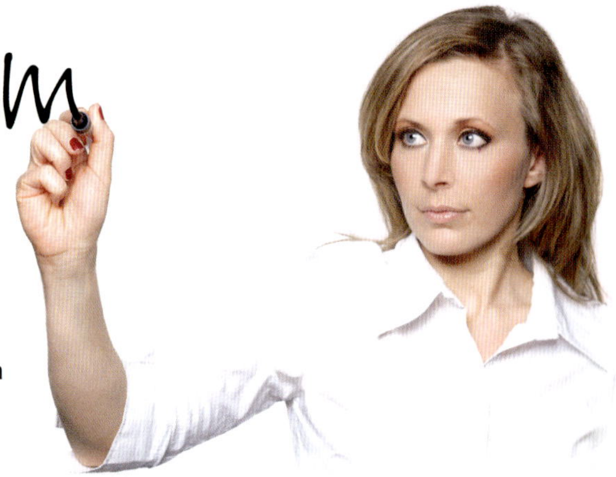

© Verlagshaus der Ärzte GmbH,
Nibelungengasse 13, A-1010 Wien

www.aerzteverlagshaus.at

1. Auflage 2012

Das Werk ist urheberrechtlich geschützt. Die dadurch begründeten Rechte, insbesondere das der Übersetzung, des Nachdrucks, der Entnahme von Abbildungen, der Funksendung, der Wiedergabe auf fotomechanischem oder ähnlichem Wege und der Speicherung in Datenverarbeitungsanlagen, bleiben, auch bei nur auszugsweiser Verwendung, vorbehalten.

ISBN 978-3-99052-014-7

Umschlag und Satz: Grafikbüro Lisa Hahsler, Deutsch-Wagram
Umschlagfoto: Shutterstock/Pfister/Kaar, Montage: PEPcreativ.com
Projektbetreuung: Hagen Schaub
Druck & Bindung: Universitätsdruckerei Klampfer, St. Ruprecht a.d. Raab

Printed in Austria

Autoren und Verlag haben alle Buchinhalte sorgfältig erwogen und geprüft, dennoch kann keine Garantie übernommen werden. Eine Haftung der Autoren bzw. des Verlags wird daher nicht übernommen.

Aus Gründen der leichteren Lesbarkeit – vor allem in Hinblick auf die Vermeidung einer ausufernden Verwendung von Pronomen – haben wir uns dazu entschlossen, alle geschlechtsbezogenen Wörter nur in eingeschlechtlicher Form – der deutschen Sprache gemäß zumeist die männliche – zu verwenden. Selbstredend gelten alle Bezeichnungen gleichwertig für Frauen.

Inhalt

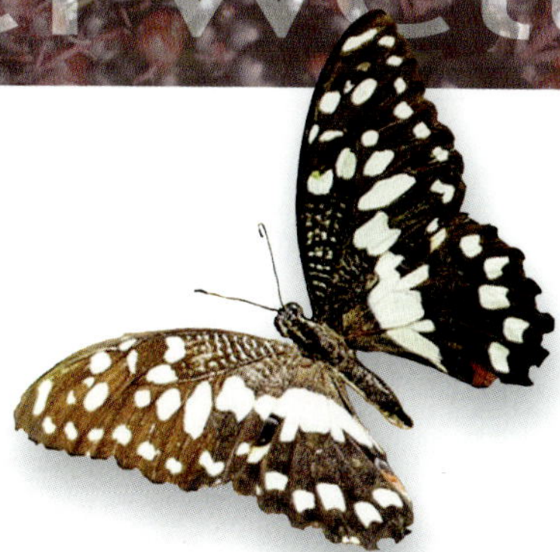

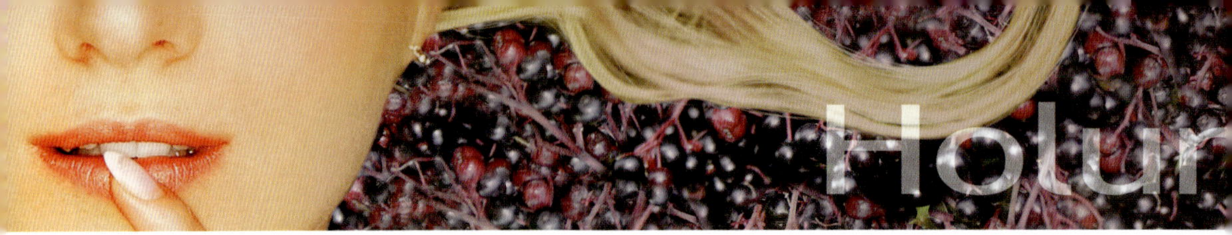

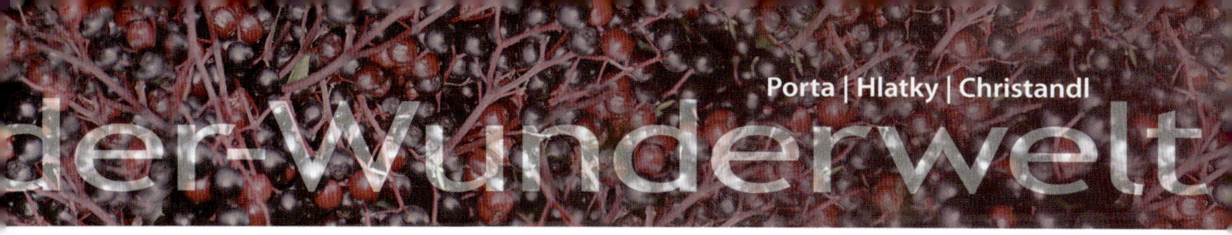

Porta | Hlatky | Christandl
der-Wunderwelt

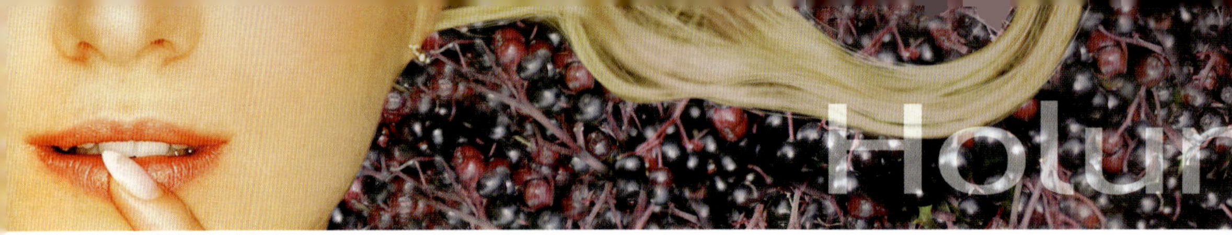

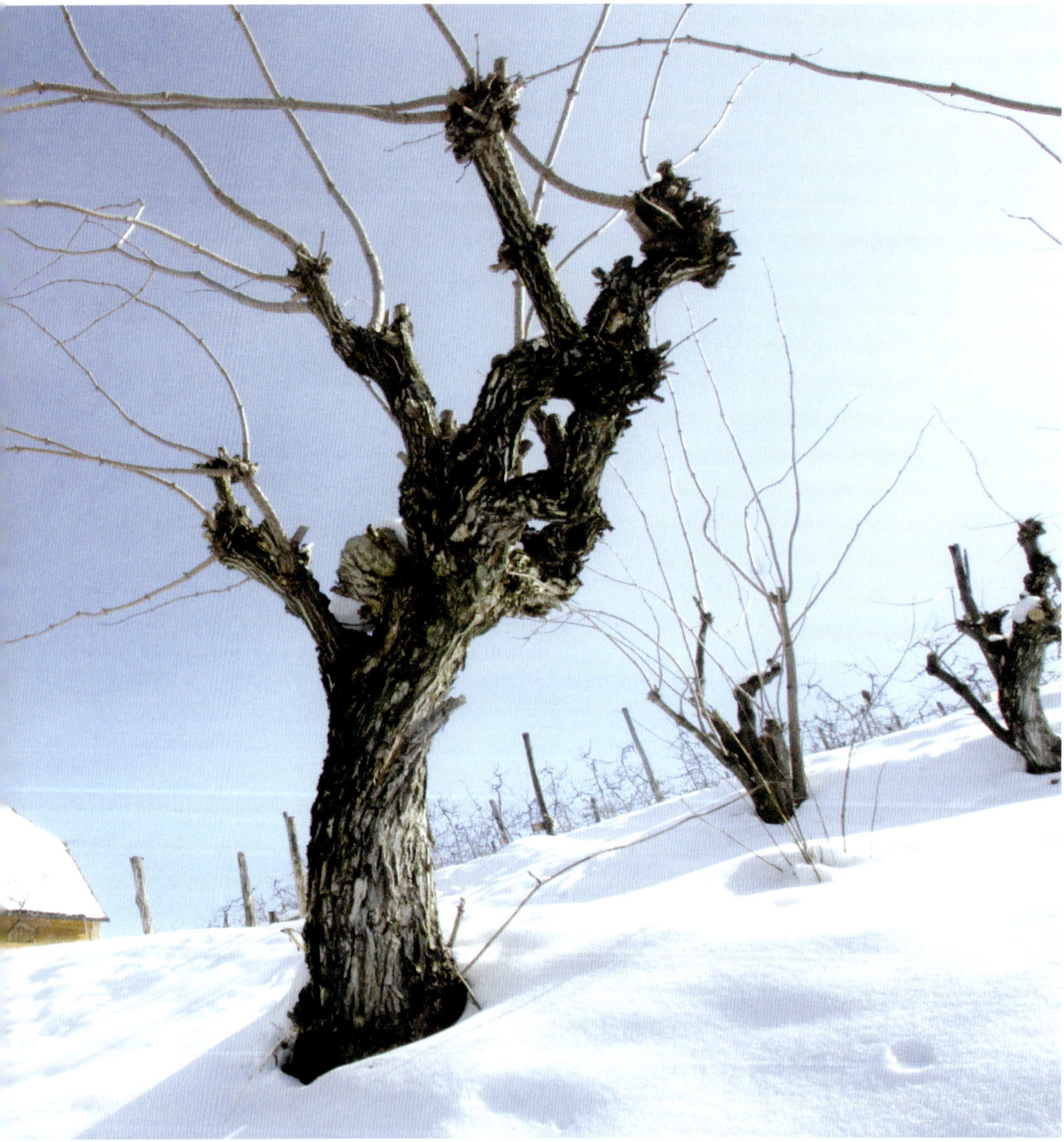

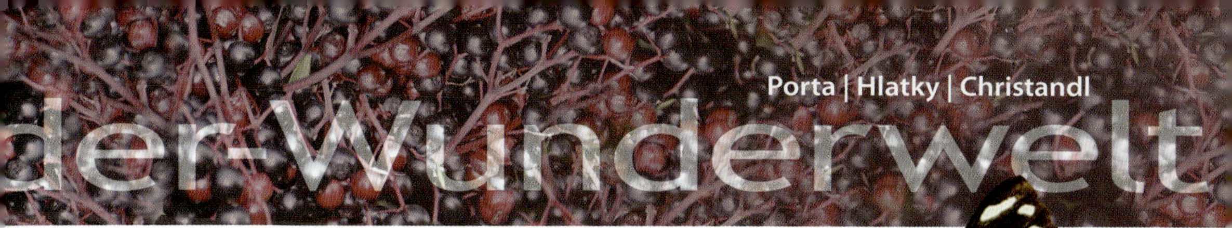

Statt einer Einleitung

Mit wem haben wir es zu tun?

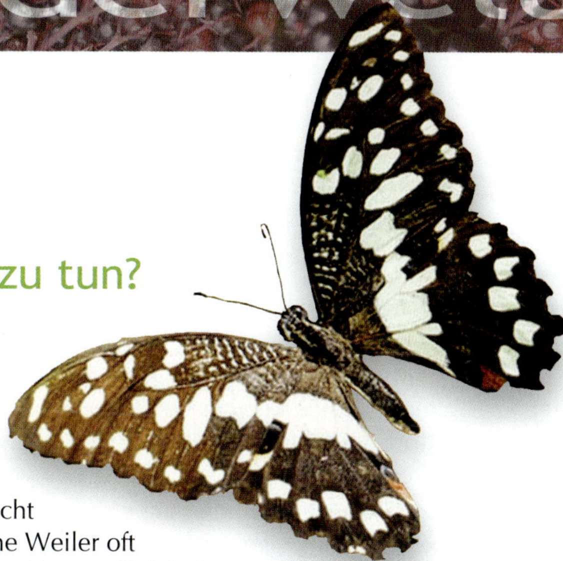

Wenn Sie, liebe Leserin und lieber Leser, den Ort Jamm nicht kennen, sind Sie damit nicht unbedingt in der Minderheit. Ich pflege solche Weiler oft mit der Bezeichnung *„hat noch keines weißen Mannes Fuß je betreten“* zu schmücken. In Jamm also – es liegt in der Oststeiermark am Fuße jenes Hügels, auf dessen Kuppe der Ort St. Anna thront – gibt es eine Stätte, in der dem Wanderer Speis und Trank angeboten wird und die sich als „Dorfcafé und Pizzeria“ präsentiert. Gemeinhin also eine Bezeichnung, die mich maximal zur Einnahme eines Kaffees oder einer Kräuterlimonade animieren würde.

Meine Frau und ich sind eines schönen Dezemberabends im Auto genau dorthin unterwegs. Während der knapp einstündigen Fahrt in winterlicher Dunkelheit von unserem Wohnort südlich von Graz sprechen wir über den Anlass dieser Reise. Vor nun schon fast zehn Jahren haben wir über Ersuchen einer Beerenverwertungsgesellschaft und nach dem Studium der Arbeiten des bekannten Lebensmittelchemikers Professor Werner Pfannhauser damit begonnen, die Wirkung hochkonzentrierten Holunderextraktes auf Stoffwechselveränderungen bei Stress zu prüfen. Nach zwei Diplomarbeiten, einer Dissertation und mancherlei Veröffentlichungen, die wir im Literaturverzeichnis dieses Buches erwähnt haben, war es klar, dass der Genuss des Extraktes der roten Holunderbeeren eine sehr starke Verminderung schädlicher, sogenannter freier Radikale nach sich zieht, deren übermäßiges Wirken unter anderem zu Arteriosklerose, Veränderungen der Erbsubstanz und ganz allgemein zur Förderung von Entzündungen verschiedenster Schweregrade führen kann. Offensichtlich hatte ein Konsortium von Holunder-Anbauern diese unsere Bemühungen genau verfolgt, weil es mich eines Tages ansprach, um meinen Ratschlag für die Produktion eines wirksamen und noch dazu wohlschmeckenden Holundergetränkes einzuholen, das dann tatsächlich unter dem Namen „Holler Vulkan“ auf den Markt kam und von Jahr zu Jahr erfolgreicher wurde.

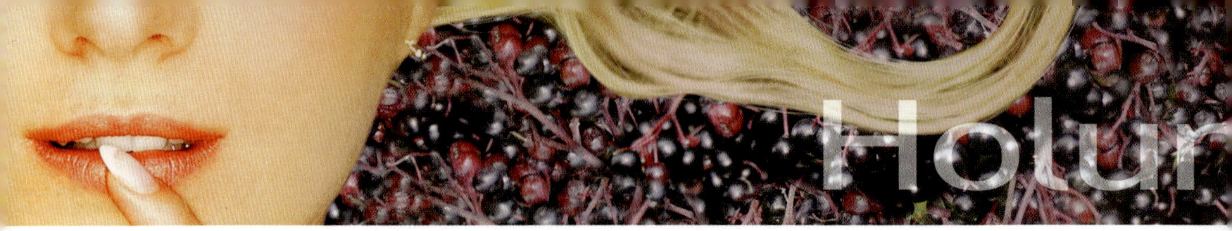

In der Café-Pizzeria in Jamm sollte nun die alljährliche Weihnachtsfeier der kleinen Agrar-Gemeinschaft stattfinden, zu der wir freundlich geladen waren. Um es vorwegzunehmen: Wir freuten uns sehr darauf, weil in dem kleinen Hinterzimmer des Cafés Speisen, Getränke und nicht zuletzt Gespräche von ungewöhnlichem Niveau auf uns warteten. Weil viele Holunderbauern auch Wein produzieren, muss ich wohl nichts über die Getränkequalität schreiben, ausgenommen vielleicht, dass alle anwesenden Damen als Geschenk eine selbst gekelterte Beerenauslese von einsamer Qualität überreicht bekamen und einer der Herren gegen Ende des Gastmahles einen zehn Jahre alten Holunderbeerenschnaps kredenzte, der mit einer Goldmedaille versehen war und dessen letzte Flasche er, weil es ihm gerade passend erschien, schnell von zu Hause geholt hatte.

Die Gespräche zu guter Letzt drehten sich nicht nur um Holunder, um dessen Mythen und die neuen Anwendungsbereiche, sondern auch um oststeirische Sprache und Brauchtum, wobei in heiterer Weise viel für mich, als zugereistem Kärntner, zu lernen war. Stellvertretend für die Qualität der Speisen muss mein saftdurchtränktes Steak erwähnt werden, das von dem wie üblich etwas stumpfen Gasthausmesser wie Butter durchschnitten wurde.

Die Freundlichkeit am Tisch, geboren aus erfolggekröntem Zusammengehörigkeitsgefühl, war auch ein Kind des Stolzes auf die gemeinsame Leistung, aber weit entfernt von Angeberei. Dazu hatte man zu viel angeborenes Taktgefühl. Über Holunder und dessen Mythen, wie gesagt, sprachen wir aber gerne. Und so kam es, dass Herr DI Johannes Christandl anregte, es doch nicht nur bei diesem Gespräch zu belassen, sondern aus unser aller Erfahrungen, aus denen der Wissenschaftler und jener, die anbauen und veredeln, ein Buch zu machen, das alle diese verschiedenen Standpunkte vereinigt und das auch alle verstehen sollen. Der Wissenschaftler soll den Bauern verstehen und der Konsument alle beide.

Im Sinne der Leute aus St. Anna und Umgebung, die sofort begannen, Material zu liefern und uns zu beraten, genauso wie im Sinne objektiver wissenschaftlicher Erkenntnisse schreibe ich den nachfolgenden Text gerne, weil die Leute mir ans Herz gewachsen sind und weil ich weiß, dass sie nicht nur auf ihren Gewinn, sondern wahrhaft auf das Wohl ihrer Kunden bedacht sind. Vor allem aber auch deswegen, weil sich immer deutlicher herausstellt, dass die überlieferten Erfahrungen der Bauern sehr oft mit wissenschaftlichen Befunden übereinstimmt. Umgekehrt sollen nicht nur die Erkenntnisse eben dieser Kunden um die Kräfte des Holunders im Feld zwischen Mythos und Wissenschaft erweitert werden, sondern auf manche der häufig gestellten Fragen unserer eigenen Leute eingegangen werden. Dazu ist dieses Buch da.

Noch viel stärker aber als jede Erklärung in diesem Buch beeindruckt das Symbol „St. Anna". Es hat mich zu meiner Beschreibung über die Holunderpflanze als wehrhafte Festung angeregt, die in ihrem Inneren jahrmillionenlang immer wirksamere Kampfstoffe gegen Bakterien, schädliche Pilze und jede Art von Fressfeinden produzierte, deren oft erstaunliche Wirkungen wir uns heute immer besser zunutze machen können.

St. Anna steht da wie eine Trutzburg – und ist es auch. Im Frühling kann man seine Kirche von unten zwischen den am Hang duftenden weißen Holunderblüten hinter den wehrhaften Mauern aufragen sehen; eine Feste des Widerstandes gegen Eroberer und Verwüster, und ein schönes Symbol von Schutz und Heimat.

Die lieblich duftende weiße Blüte wird zur Beere, deren blutroter Saft Bakterien, Viren und körpereigenen Schadstoffen ein energisches „Halt" gebietet. Diese Einheit von Kraft und Schönheit der roten Farbe wird von uns Menschen als Wahrzeichen revolutionärer Stärke benutzt, und es ist kein Zufall, dass im Russischen „rot" und „schön" durch ein und dasselbe Wort ausgedrückt wird. Vernichten wir also mit dem roten Herzblut des Holunders die hinterhältigen Feinde unserer Gesundheit!

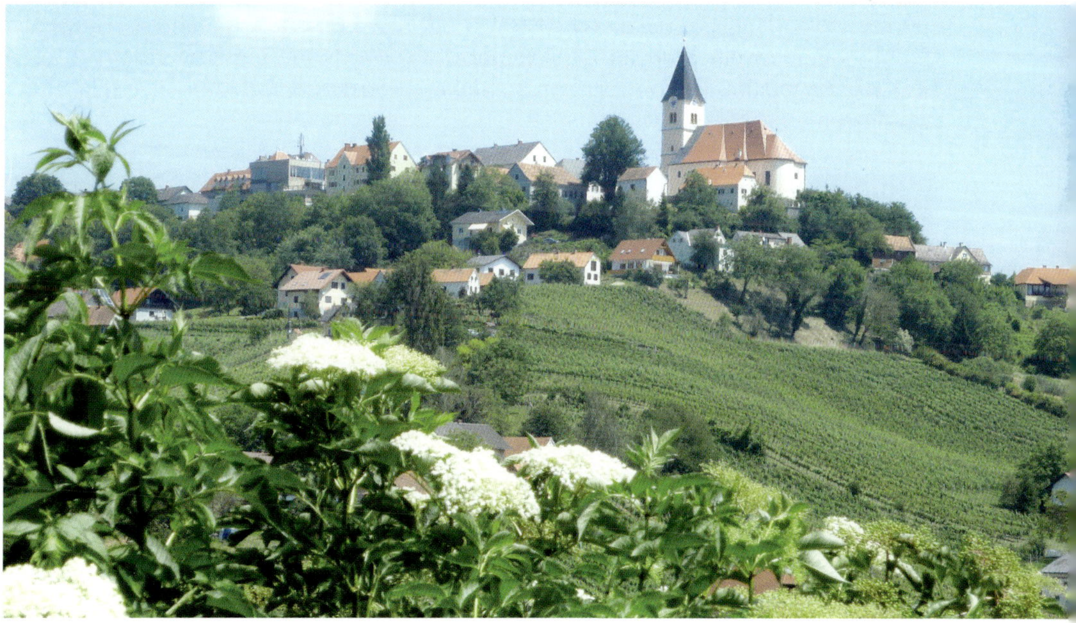

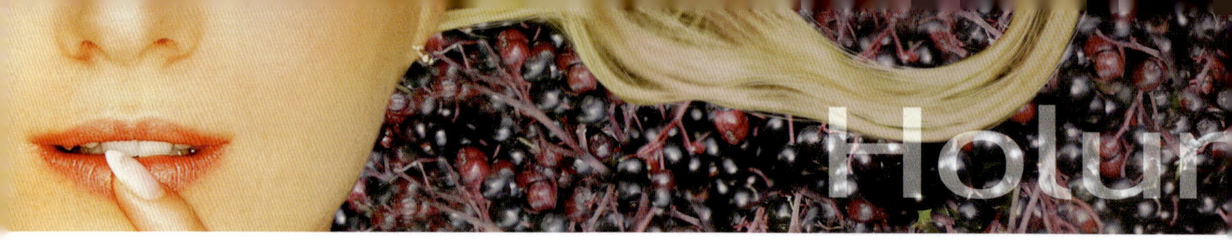

Was ist drin im Saft? Mehr als Sie wissen wollten!

Ist im Holundersaft Eisen drinnen?

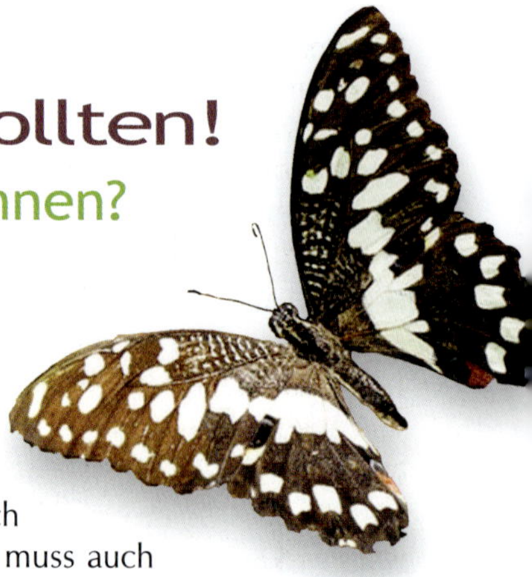

Die Frage nach dem Eisen im Holunder wird häufig gestellt und bringt mich immer wieder zum Schmunzeln. Ich sehe darin eine alte alchemistische, aber auch homöopathische Grundhaltung: „Was ähnlich aussieht, muss auch ähnliche Bestandteile haben, die vielleicht auch ähnlich wirken." Weil nun auch der Laie weiß, wie wichtig das Eisen im roten Blut für die Atmung ist, sei deshalb hier die Frage nach dem Eisen im roten Hollersaft beantwortet: „Ja, Eisen ist viel drinnen". Beschäftigt man sich etwas mit Vitaminen, Mineralstoffen und Spurenelementen, so fallen in der Tabelle, welche die Inhaltsstoffe von 100 ml Holundersaft wiedergibt, die besonders hohen Mengen an Vitamin A, Kalium, Eisen und Magnesium und die sehr niedrige Natriumkonzentration auf. Bluthochdruckfördernd ist der Saft vom Natriumgehalt her also keineswegs.

Holunderinhaltsstoffe je 100 ml					
Nährwert		Vitamine		Mineralstoffe	
kcal	38 KJ	Niacin	0,4 mg	Calcium	5 mg
KJ	160 KJ	Vitamin A	61 µg	Eisen	1,6 mg
Kohlenhydrate	6,8 g	Vitamin B_1	0,03 mg	Kalium	288 mg
Proteine	2 g	Vitamin B_2	0,06 mg	Magnesium	31 mg
Fett	0,4 g	Vitamin B_6	0,09 mg	Natrium	1 mg
Wasser	86,5 g	Vitamin C	26 mg	Phosphor	45 mg
Cholesterin	0 mg	Vitamin E	1 mg		

Quelle: lebensmittel-warenkunde.de

Die positiven Wirkungen einer Eisenzufuhr auf die blutbildenden Prozesse sind wissenschaftlich gut belegt. Der hohe Kaliumgehalt ist als Nachschub für einen der wichtigsten Mineralstoffe im Inneren der Zelle, der die elektrische Zellaktivität aufrecht erhält, von großer Bedeutung. Die besonders hohe Magnesiumkonzentration hat in Holunderauszügen eine sehr günstige kombinierte Wirkung, wobei der Magnesium- und Kaliumgehalt von rund einem halben Liter Saft dem einer herkömmlichen Magnesiumbrausetablette entspricht. Auf alle Fälle ist er höher als der des ältesten Rotweins!

Der besonders hohe Magnesiumgehalt des südoststeirischen Holunders ist natürlich auch auf den quasi „magnesiumdurchtränkten" Boden der Region zurückzuführen, unter dem in relativ geringen Tiefen ein Magnesium-Mineralwassersee lauert, der – mit anderen Thermalwässern – der Vulkanregion ihr ganz besonderes Gepräge verleiht.

Zum Ersten wissen wir aus trauriger Messerfahrung bei mittlerweile tausenden Patienten, dass besonders Junge, Alte und Belastete – man kann es ruhig so sagen – schrecklich niedrige Magnesiumwerte haben. Weil aber Magnesium für den reibungslosen Energietransport im Körper von herausragender Bedeutung ist, führt sein Mangel zu Erscheinungen, die mit denen von ungeschmierten Motorzylindern im Auto vergleichbar sind: Für dieselbe Leistung braucht man bei Magnesiummangel viel mehr Anstrengung und Energie. Daraus geht zwingend hervor, dass Magnesiummangel der körperlichen Erschöpfung, deren Beteiligung beim Burn-out-Syndrom gerne übersehen wird, Tür und Tor öffnet. Ausführlich kann man sich darüber in unserem Buch „Stress verstehen – Burnout besiegen", erschienen im Verlagshaus der Ärzte, informieren.

Zum Zweiten erfordert gerade der Hauptangriffspunkt des Holunders im Körper, nämlich die Unschädlichmachung von sogenannten freien Radikalen, eine Beteiligung von gesunden, energiegeladenen Zellen. Und die können sich halt nur dann mit Energie aufladen, wenn sie genug Magnesium haben. Der Holunder-Wundersaft liefert also an die Zellsoldaten beides: den Kampfstoff und die Energie zum Kämpfen.

Dabei ist die Saftproduktion nicht so einfach.

Der steirische Obstbauer erntet seine Früchte, lagert sie geschickt ein, damit sie lange halten (shelf-life in Neusprech) und hofft auf Abnehmer seiner gesunden und aromatisch duftenden Ware.

Der steirische Holunderbeerenbauer (welch ein Wort!), der mit 1000 Hektar und damit 90 Prozent der Anbaufläche den österreichischen Holleranbau dominiert, muss erst eine besondere Pflanze, nämlich den Haschberg- oder den Rubinholunder auswählen, weil der die konzentriertesten Inhaltsstoffe und eine möglichst gleichzeitige Reifung der ganzen Dolde aufweist. Besonders die gleichzeitige Reifung ist für eine

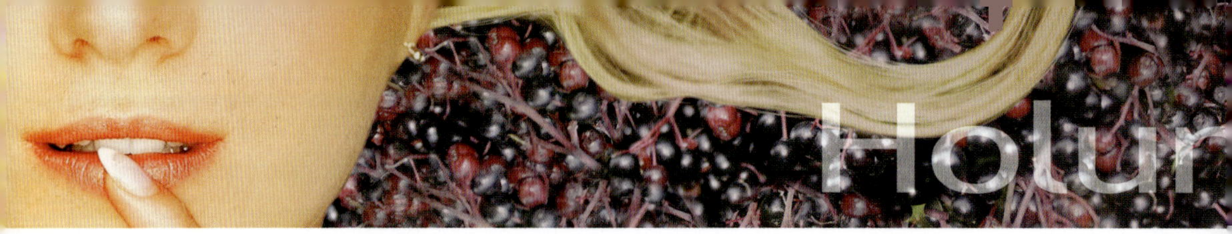

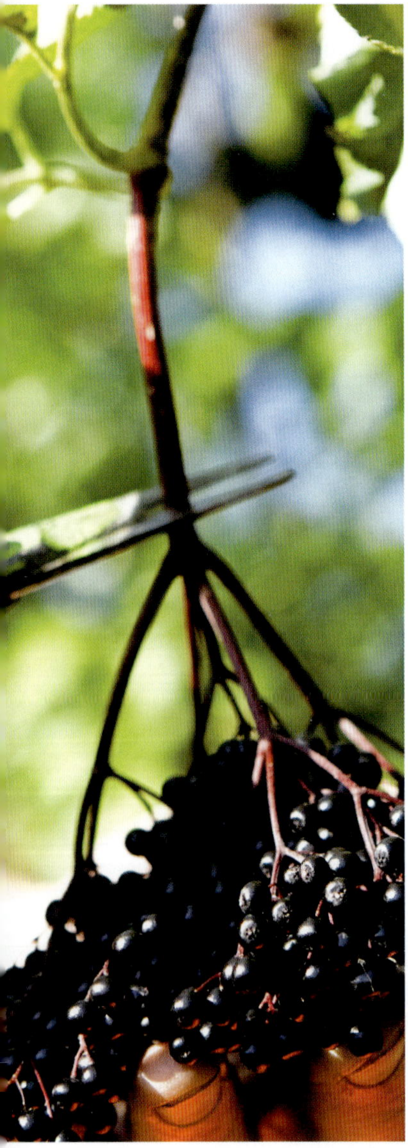

gute Erntequalität wichtig. Damit noch lange nicht genug, müssen nach dem händischen Abschneiden jeder einzelnen Holunderdolde die empfindlichen Beeren sofort abtransportiert und schockgefroren oder noch am selben Tag verarbeitet werden, um die hohe Qualität zu erhalten.

Aus diesem recht aufwändig gewonnenen Ausgangsmaterial wird durch schonende physikalische Prozesse, die einem Patentschutz unterliegen, durch Wasser- und Zuckerverlust ein Konzentrat hergestellt, das auch als Lebensmittelfarbe verwendet werden kann. Weil aber gerade die konzentrierte rote Farbe nichts anderes ist als das von uns so begehrte Polyphenolgemisch, von dem noch viel die Rede sein wird, ist sie die Grundlage für die ausgeklügelten Wirkungen von Holunderkonzentraten.

Sehr wichtig ist dabei für den Konsumenten Folgendes (das nicht oft genug wiederholt werden kann): Die rote Farbe bleibt auch nach dem Kochen, Braten, Dünsten, Backen und Bruzzeln bestehen. Weil aber die rote Farbe identisch mit dem Wirkstoffgemisch ist, ist sie – im Gegensatz zu Vitaminen – nicht so leicht umzubringen. Mit anderen Worten: Auch im heißen Holunderstrudel sind die Wirkstoffe ungebrochen enthalten. Ein Erhitzungsvorgang ist nämlich schon beim „Ursaft" dabei, muss dabei sein, weil das in den grünen Beeren enthaltene Sambunigrin zerstört werden muss, das leicht giftig ist und sehr abführend wirkt.

Keine Angst, alle Holunderprodukte sind lebensmitteltechnisch auf die Abwesenheit von diesem Sambunigrin überprüft.

Wir haben uns gerade mit den Inhaltsstoffen beschäftigt, die in der Tabelle auf Seite 12 angeführt sind und über die die meisten Menschen Auskunft verlangen. Beim Eislaufen würde ich das als „Pflicht" bezeichnen. Der „großen Kür" aber, der einzigartigen Polyphenolwirkung, die Effekte der sekundären Pflanzeninhaltsstoffe, werden wir uns in einem eigenen Kapitel widmen.

Weil wir Beine haben, brauchen wir Holunder

Warum sind in Pflanzen Stoffe enthalten, die uns Menschen gut tun? Ist das Zufall?

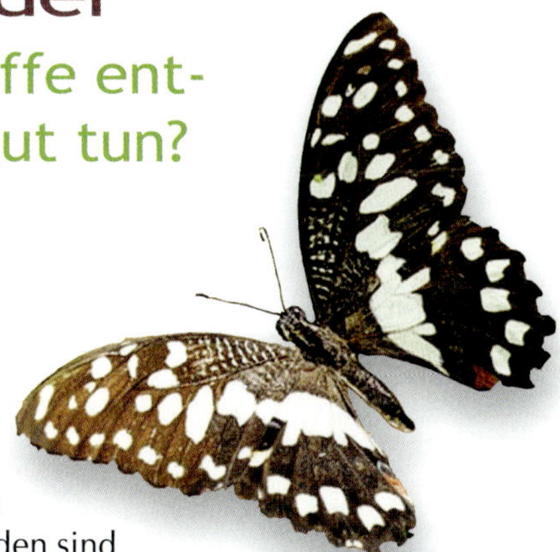

Mitten im südoststeirischen Vulkanland, dem klassischen Holunderanbaugebiet, steht die imposante Festung Riegersburg. Nicht nur stark und unüberwunden sind ihre Mauern, sie sind auch Teil eines ausgeklügelten Fallensystems. Hat der Feind endlich eines der Vorwerke gestürmt, befindet er sich umgeben von Bastionen und Gräben in einer tödlichen Situation. Pech und Schwefel prasseln auf ihn herab, später pfeffern Kartätschengeschütze gehacktes Blei und rostigen Eisenschrot todbringend in die anstürmenden Reihen.

Solche Festungsabwehrsysteme sind jahrhundertelang erprobt und von Festungsbaumeistern zu einer wahren Kunst entwickelt worden. Es geht darum, den Feind zu binden, zu entkräften und endlich erschöpft zur Aufgabe zu zwingen.

Allerdings hat die Festung eine entscheidende Schwäche: Sie kann nicht davonlaufen. Sie steht da, den begehrlichen Blicken ausgeliefert, meist Schätze behütend, derer der Gegner habhaft werden will. Es bleibt ihr also von den üblichen beiden Möglichkeiten, einer Gefahr zu entgehen, nämlich der Flucht und dem Kampf, nur der Kampf. Für den Kampf allerdings ist sie so gut und stark ausgerüstet, wie es eine bewegliche Belagerungstruppe nur selten ist. Kann der Angreifer auch einzelne große Sturmgeschütze heranfahren, die Mauern, Schutzwälle und eine erhöhte, beherrschende Position verschaffen große Vorteile, die die fehlende Beweglichkeit, die Unfähigkeit zur Flucht, ausgleichen.

Pflanzen sind letztlich solche Festungen. In den allermeisten Fällen können sie sich nicht von der Stelle rühren, sie sind im Boden verwurzelt, und sie bieten deshalb ihren Feinden ein immer gleich bleibendes, leicht zu attackierendes

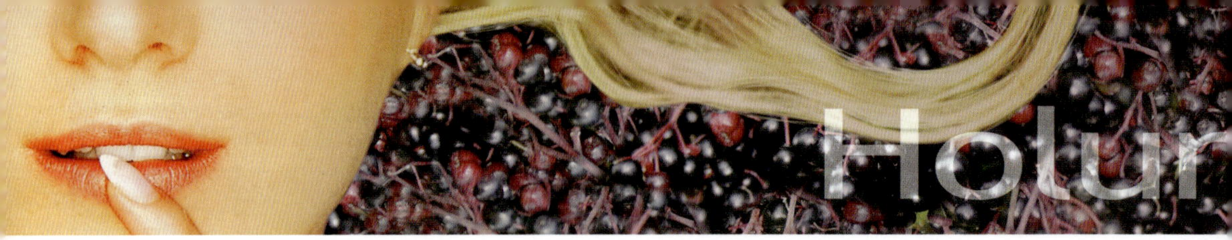

Ziel. Trotzdem lebten und gediehen sie erfolgreich, bis die Übermacht von Motorsäge, saurem Regen und Industrieabgasen diese Pflanzenfestungen aus widerstandsfähigstem Eichenholz und biegsamsten Hanffasern nach Belieben ins Eck drängte.

Gegen diese Brutalität war im wahrsten Sinn des Wortes kein Kraut mehr gewachsen.

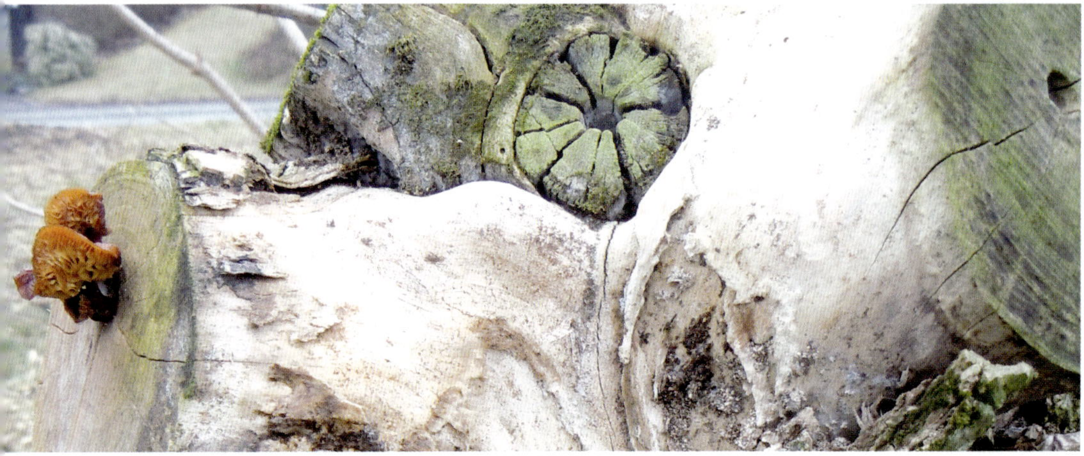

Allen anderen Feinden aber, die mit List und Angriffstaktiken, ausgefeilt in hunderten Millionen von Jahren, die Schätze der Pflanzenfestung plündern wollten, widerstanden diese pfiffigen und mächtigen Abwehrsysteme.

Stellen wir uns die Riegersburg vor, attackiert von alptraumhaft gefährlichen Wesen, deren Größe zwischen einem Staubkorn und zehn Elefanten schwankt. Von grausiger Vielfalt der Erscheinung, mit zermalmenden, sägenden, giftspritzenden Mündern, Zertrampler, Stecher, Schaber, Zangenangreifer und Myriaden von winzigen Parasiten, die durch jede Mauerritze eindringen und fressen, zerstören und vergiften.

Ist das die Situation der Festung „Pflanze" seit urdenklicher Zeit?

Leicht würde das nahezu perfekte Verteidigungssystem aus Bastionen, Gräben, Fallen und Kartätschen diese Alptraumweseninvasion abwehren, wenn nicht als Tupfen auf dem i andere feindliche Festungen immer wieder wie aus dem Boden gestampft in nächster Nähe erwachsen und durch hinterlistige Attacken die Widerstandskraft des Pflanzenbollwerks zusätzlich unterminieren und angreifen würden.

Dass unsere Pflanze trotzdem steht, sich entwickelt und vermehrt, seit Millionen und Abermillionen Jahren, sollte uns eigentlich den Atem verschlagen vor Staunen. Das ist aber kein Wunder, sondern das Produkt von Milliarden mal Milliarden Einzelversuchen einer erfolgreichen Werkstoffentwicklung über Millionen Jahre hin, deren Ergebnis vor uns steht, duftet und sich im Winde wiegt.

Die wirksame, flexible und listige Kampftaktik, deren Weisheit wir uns ein bisschen näher anschauen werden, macht den Verlust der Fluchtoption im Kampf ums Überleben wett.

Die Wunderwaffe dieses Überlebens heißt: chemischer Kampfstoff.

Wie kein anderes Lebewesen hat die zum Verharren an ein und demselben Ort bestimmte Pflanze eine unglaubliche Vielfalt von chemisch wirksamen Abwehr- und Angriffssystemen entwickelt, um ihre Feinde im Zaum zu halten. Die bei Weitem zahlreichsten und gefährlichsten Feinde sind Pilze und Bakterien, unmittelbar gefolgt von Insekten. Genau in dieser Reihenfolge bedrohen diese Angreifer auch uns Menschen.

Wir sind zwar im Stande, vor solchen Angriffen zu fliehen; es gelingt uns leider nicht immer. Nehmen wir nur einmal Bakterieninfektionen her. Wir wären in einer wesentlich besseren Position, wenn wir über die gestaffelten chemischen Abwehrsysteme unserer pflanzlichen Brüder und Schwestern verfügen würden.

Zum Glück haben wir uns im Laufe der Evolution eine Verhaltensweise anentwickelt, die unsere Anpassung während einer einzigen kurzen Lebensspanne so beschleunigt, dass immer weniger Generationen sterben müssen, um uns mit der Nase in überlebenswichtige Erkenntnisse zu tunken. Schon vor einigen hundert Jahren, als die heutige naturwissenschaftliche Sichtweise der Dinge sich aus Alchemie und Zauberei langsam entwickelte (selbst der große Physiker Newton war viel stolzer auf seine alchemistischen Werke als auf die Entdeckung der Schwerkraft), schrieb der Arzt und Alchimist Dr. Martin Blochwich ein Buch über die „Anatomie des Holunders", von dem mir Ausgaben von 1677, 1655, ja schon von 1633 bekannt sind, wobei ein gewisser Anthony Jacobs die Londoner 1677er Ausgabe aus dem damals gesprochenen Englischen ins Neuenglische transferiert und neu herausgegeben hat. Angemerkt sei, dass bei einigen meiner Recherchen der Name Blochwich, der mir nicht sehr englisch dünkte, auch als Blochwitz geschrieben wurde und er als „Arzt in Oshatin" tituliert ist. Dieses Oshatin könnte vielleicht das sächsische Oschatz sein, zumal Herr Blochwitz von erfolgreichen Kuren an Frauen aus Haina oder Hayna spricht, womit er vielleicht das nur 130 km entfernte Jena gemeint haben könnte. Und tatsächlich ist der sächsische Landkreis Torgau-Oschatz noch heute ein Gebiet, in dem der Namen „Blochwitz" beziehungsweise „Blockwitz" häufig vorkommt. Darüber hinaus berichtet die „Biographie der Ärzte" von A.F. Brüggemann in ihrem ersten Band von einem Anfang des

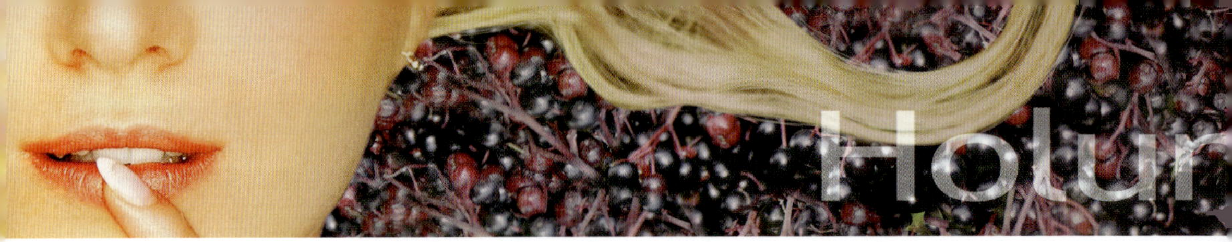

17. Jahrhunderts in Oschatz lebenden Dr. Martin Blockwitz, der eine „Dissertatio de paralysi" und auch „De Anatomia sambuci", erschienen in Leipzig 1631, geschrieben hat. Damit ist wohl nachgewiesen, dass Dr. Blochwitz oder Blockwitz, dem die Holunderforschung das erste gut bekannte Werk über Holunder, dessen Beobachtungen heute noch in vielen Holunderbüchern zitiert werden, zu verdanken hat, ein deutscher und kein englischer Arzt war.

Blochwitz (Martin), war aus Oschatz gebürtig, und lebte im Anfange des 17. Jahrhunderts. Man hat von ihm:

Dissertatio de paralysi. **Basel, 1626. 4. —** ***De anatomia sambuci.*** **Leipzig, 1631. 12. Deutsch in Daniel Beckher's Hausapotheke. Königsberg, 1650. 8. Giessen, 1665. 8. Leipzig, 1685. 8. Englisch von Shirley, London, 1677. 8.**

Aus: „Biographie der Ärzte" von A.F. Brüggemann, 1. Band.

Erst nach diesem Zitat wird verständlich, dass bis heute in vielen populären Werken über die Heilwirkung des Holunders kaum geänderte Heilanwendungen von Dr. Blockwitz übernommen werden. Offensichtlich ist dieses Buch nämlich nicht nur im Latein der Gelehrten aufgelegt worden, sondern anschließend auch in der Sprache des Volkes, auf Deutsch, in den Universitätsstädten Königsberg, Gießen und Leipzig herausgebracht worden. Ganz charakteristisch für die Bestsellerqualitäten des Werkes ist, dass es vor allem in seiner englischen Übersetzung auf uns gekommen ist, in einer Übersetzung, die sehr wahrscheinlich erst nach dem Tode des Autors aufgelegt wurde, was die Bedeutung des Werkes weit über den Tod von Dr. Blockwitz hinaus unterstreicht. Eine unglaubliche Erfolgsgeschichte der Holunderheilkunde.

Natürlich wird auch Blockwitz das Meiste seines Wissens aus Volksquellen geschöpft haben, sodass seine Ratschläge und Heilmethoden sicher bereits viele hundert Jahre im Volk kursierten. Er schlägt etwa vor, als Hilfe gegen Augenleiden den Hollerbaumschwamm, das sogenannte Judasohr, in Holunderblütenwasser einzuweichen, bis es schwillt, um damit entzündete Augen auszuwischen. Noch im Mai 2012 hat uns ein Herr aus Feldbach in der Steiermark erzählt, dass man dieses Judasohr in Milch aufkochen müsse und die entstandene Flüssigkeit drei Tage lang auf entzündete Augen auftragen solle.

Eine Gegenüberstellung der damaligen und der heutigen Sichtweise mit Hilfe dieses ausgezeichneten Werkes wird uns dort, wo es angebracht ist, zum Schmunzeln bringen, aber auch zum Nachdenken anregen. Wir haben also nicht nur seit 1631, sondern – im Falle des Holunders – schon mehrere tausend Jahre vorher nachweislich gelernt, nicht durch Instinkt, sondern durch Überlegung und Erfahrung die hochwirksamen Pflanzenstoffe fürs Überleben zu nutzen.

Das, was wir an chemischen Verteidigungsmitteln nicht selbst erzeugen müssen, eben weil wir Gefahren auf flinken Beinen entkommen können, extrahieren und destillieren wir im Not- und Krankheitsfall aus den auf Kampfstoffe spezialisierten Pflanzenfestungen. Wir sind in der Lage eines flinken Guerillakämpfers, der mit der Riesenkanone eines Kampfpanzers im Rucksack herumläuft.

So sind wir nicht nur schnell und beweglich, sondern dazu noch chemisch mit Pflanzeninhaltsstoffen aufgerüstet.

Pflanzen und Menschen haben mit sehr ähnlichen Schädlingen zu kämpfen, nur haben Pflanzen in der Abwehrstoffproduktion 20 bis 100 Millionen Jahre mehr Erfahrung.

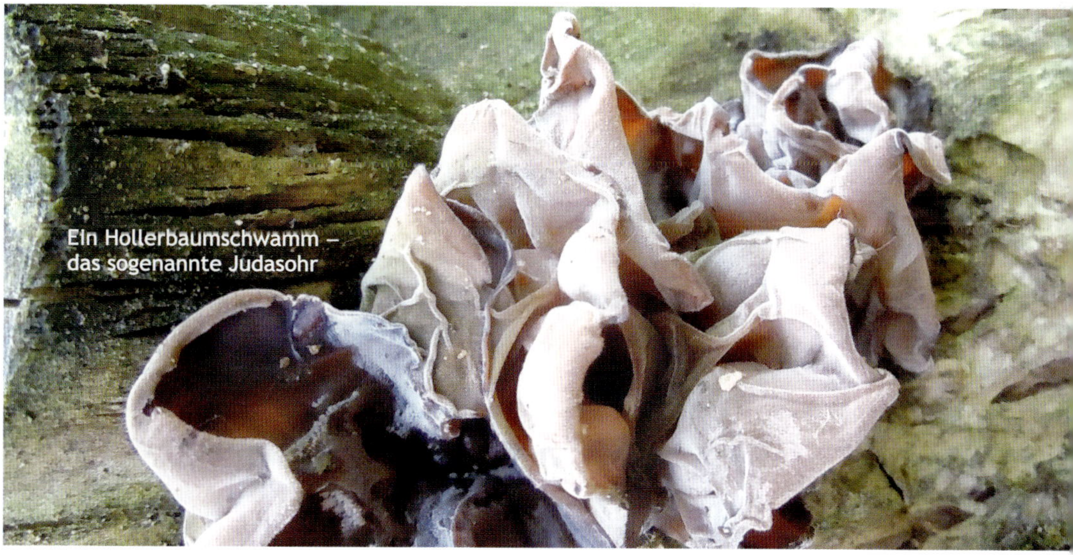

Ein Hollerbaumschwamm – das sogenannte Judasohr

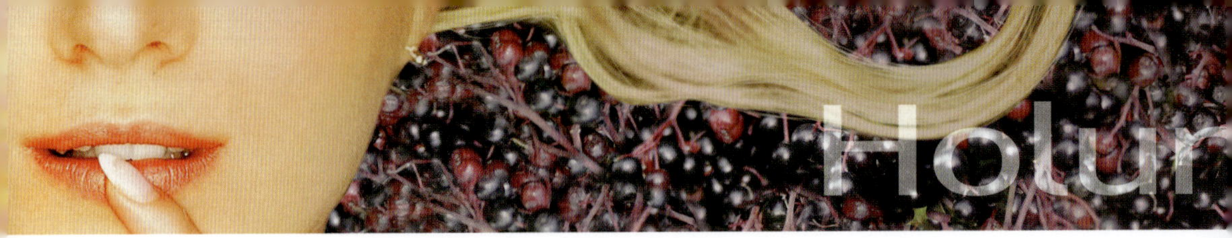

Die sogenannten sekundären Pflanzeninhaltsstoffe – eine Waffenschau

Kann denn ein bisschen Hollersaft wirklich den Produkten der Pharmaindustrie das Wasser reichen?

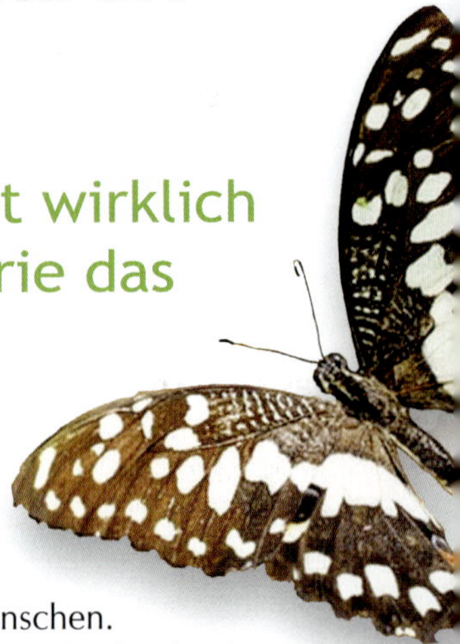

Die Pflanzen sind alle nur Pflanzen, und wir sind alle nur Menschen.
Der erste Satzteil ist eine Banalität, der zweite Teil wird meist zu Recht als eine Art Entschuldigung empfunden. Oft wird man spezieller und sagt etwa: „Auch Wissenschaftler sind nur Menschen!“, meist dann, wenn sich herausstellt, dass wir wieder einmal gepatzt haben. Das liegt sehr oft an der mitunter schlechten Information zwischen den einzelnen Wissensgebieten. Die Wissenschaftstheoretiker etwa versichern uns seit geraumer Zeit, dass in gesunden Organismen nichts außer Energiereserven auf Halde produziert wird. Kaum wird meine Kniegelenkentzündung mit Cortisol behandelt, schon stellt der Körper nicht nur seine eigene Cortisolproduktion ein, sondern beseitigt auch die energieverschlingenden Hormonproduktionsstätten, sodass erst viele Monate nach dem Behandlungsende wieder neues Cortisol in Eigenregie im Körper produziert wird.

Bei den Pflanzen war man allerdings sehr lange der Meinung, dass die „sekundären“ Pflanzeninhaltsstoffe eigentlich nur „Schlacken“ wären, die sich wegen mangelnder Verwertungsmöglichkeiten in den Gewächsen ansammeln. „Sekundär“ klingt herabsetzend, zweitrangig, und ist sicher auch so gemeint gewesen.

Langsam stellte sich aber zum Triumph der oben genannten Wissenschaftstheoretiker immer deutlicher heraus, dass wir es auch hier nicht mit Schlacken auf Halde zu tun haben, sondern mit einem System, ohne das die Entwicklung in der Umwelt überhaupt nicht stattfinden hätte können. Die Physiologen damals hatten vermutlich mehr als genug Probleme, die Vorgänge zu verstehen, die direkt zum Blühen und Gedeihen notwendig sind, und haben Produkte, die für umsichtige und langfristige Verteidigungs- und Angriffsstrategien da sind, einfach als „Schlacken" abgetan. Das kommt mir so vor, als würde ein Marsmensch Dagobert Ducks gehortete Geldbündel als Papiermüll zum Anheizen des Ofens für den Winter identifizieren.

Ein schlagender Beweis für die Wichtigkeit dieser Sekundärstoffe besteht darin, dass ihre Produktion eine erstaunliche Menge an Energie verschlingt. Solche Verschwendung bei Wegwerfprodukten leistet sich vielleicht die EU bei ihrer Lebensmittelpolitik, eine Pflanze wäre dabei aber längst ausgestorben.

Wozu also sind diese Stoffe gut?

Lassen Sie mich zuerst noch – um die Bedeutung der Stoffgruppe weiter zu unterstreichen – erwähnen, dass es sich dabei in überwiegendem Maß um sogenannte Polyphenole handelt, deren Untergruppe, die für uns wichtigen Flavonoide, alleine in 8.150 (achttausendeinhundertundfünfzig) verschiedenen Typen vorkommen, denen allen die Entstehung über einen gewissen „Shikimate-phenylpropanoid-flavonoid"-Produktionsstrang gemeinsam ist. Haben wir doch gewusst, oder?

Die unglaubliche Vielfalt in Gestalt und Wirkung dieser Polyphenole, gemeinsam mit ihrer aufwändigen Produktion, hat sogar die hartnäckigsten Fürsprecher ihrer zweitrangigen Unwichtigkeit langsam aber sicher bekehrt. Dazu kommt, dass von den durchschnittlich 20.000 bis 60.000 Genen einer Pflanze – die Fruchtfliege, das vermeintlich höher entwickelte Tier, hat nur etwa 13.000 – bis zu 30.000 an der Erzeugung dieser vermeintlichen Abfallprodukte beteiligt sind.

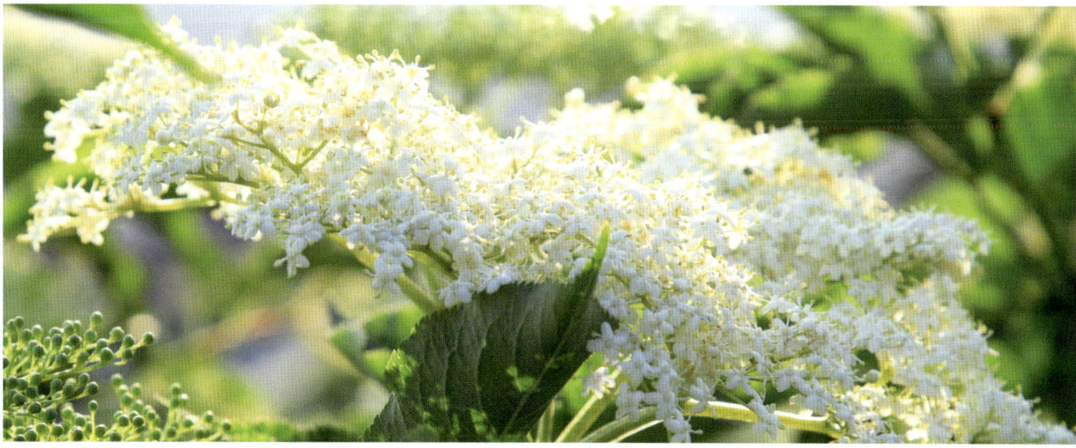

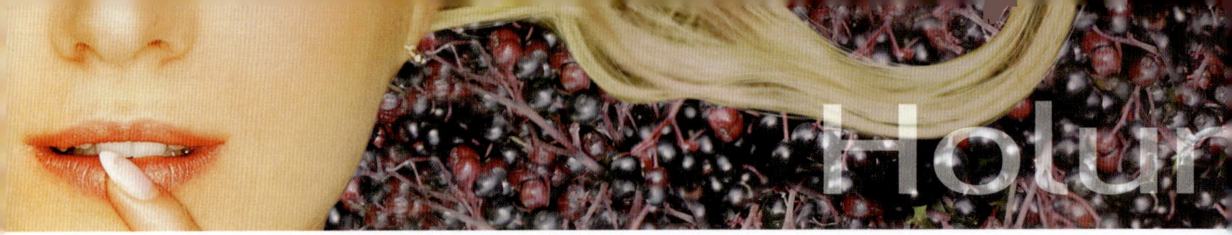

Wahr ist, dass keine dieser Substanzen unmittelbar im Pflanzenstoffwechsel benötigt wird. Benötigen wir selbst Kleider, Waffen, Autos, Schraubenschlüssel, Hobel, Fabriken, Flugzeuge, Druckerpressen und Computer für unsere körpereigene Energieproduktion? Dass nicht alles, was außerhalb des unmittelbaren Stoffwechsels produziert wird, unnotwendig ist, können wir leicht überprüfen, wenn wir alle Computer der Welt abschalten. Ein Massensterben wäre die Folge. Und dabei sind die sekundären Pflanzenstoffe wesentlich näher „am Mann" als unsere elektronischen Rechner. Sie sorgen zum Beispiel für die Verteidigung der Pflanzen gegen Fressfeinde. So wie es sinnlos ist, mit Kanonen auf Spatzen zu schießen, so wäre es sinnlos, mit demselben Abwehrsystem einmal Heuschrecken, dann Kühe und zu guter Letzt noch Bakterien abwehren zu wollen. Dass man gegen alle diese Bedrohungen ein sehr vielfältiges Kampfstoffarsenal braucht, liegt auf der Hand. So erklärt sich ein guter Teil der tausendfachen Varietäten der Polyphenole.

Aber lange noch nicht genug damit: Die Polyphenole sind meist farbig – vom dunkelstem Blau über Rot bis zu hellen Gelbtönen ist alles dabei. Deshalb sind sie nicht nur zum Schutz gegen UV-Licht oder als Kriegsbemalung geeignet, sondern auch als reizvolle Schminke zum Anlocken befruchtender Insekten.

Ihre für uns wichtigsten Eigenschaften aber spielen sie im Verborgenen aus. Sie schützen die Pflanze auf sinnreichen und variantenreichen Wegen einerseits vor den Folgen abiotischer Wirkungen, damit sind meist mechanische Zerstörungen oder Salzveränderungen des Bodens gemeint, als auch vor Attacken lebender, also biotischer Bedrohungen. Sie sind also im wahrsten Sinne des Wortes Anti-Biotika und werden von Pflanzenphysiologen auch so bezeichnet.

Sie könnten natürlich nur wenig gegen bakterielle Angriffe oder Pilzattacken ausrichten, wenn sie nicht hochwirksam wären. Jeder von uns weiß, welche Warnungen auf der Gebrauchsanweisung eines Mittels gegen Schimmelpilze draufstehen. Hochwirksame Substanzen gegen Bakterien und Pilze sind für diese einfach giftig. Die Pflanzenabwehrstoffe, über die wir hier reden, sind aber so geschickt zusammengestellt, dass sie immer nur für bestimmte Feinde schädlich sind. Im menschlichen Organismus dagegen entfalten sie ganz andere Wirkungen.

Von der Intensität dieser möglichen Wirkungen bekommt man ein Bild, wenn man sich überlegt, dass die Verwandten der sekundären Inhaltsstoffe der Holunderpflanze, um die es in diesem Buch ja gehen soll, zu den wirksamsten Medikamenten, Drogen und Giften, die die Menschheit kennt, gehören.

Derselbe „Shikimate-phenylpropanoid-flavonoid"-Produktionsstrang bringt nämlich nicht nur unsere wohltätigen Holunderpolyphenole, sondern Substanzen wie Drogenalkaloide oder Herzglykoside wie Digitalin, Koffein und die Cannabinoide im Haschisch hervor. All das, was so im Hexenkessel brodelt und zischt! Aber auch Karotinoide, Lignine und Tannine, die für Ernährung und Technik von hoher Bedeutung sind, werden auf diesem Wege erzeugt.

Holunderpolyphenole sind also keineswegs zu belächelnde Bestandteile eines Säftchens, das zwar schon Großmutter in Grippezeiten fleißig trank, das heute aber gegen die Tabletten in glitzernden Aluminiumfolien keine Chance mehr hat. Dass diese Inhaltsstoffe, die noch immer die verharmlosende Bezeichnung „sekundär" mit sich herumschleppen, sehr effektive Substanzen sind, wird uns leicht zu zeigen gelingen, vor allem deshalb, weil die Wissenschaft das schon längst weiß. Nicht umsonst bezeichnet sie diese Stoffe mit dem Ehrennamen „Phytamine" – lebenswichtige Substanzen, aus Pflanzen gewonnen.

Durch die heutigen Konzentrationsmöglichkeiten entsteht ein sehr wirksames Getränk, dessen Inhaltsstoffe so komplexe Abwehraufgaben erfüllen können, dass ihre Entwicklung Millionen Jahre dauern musste.

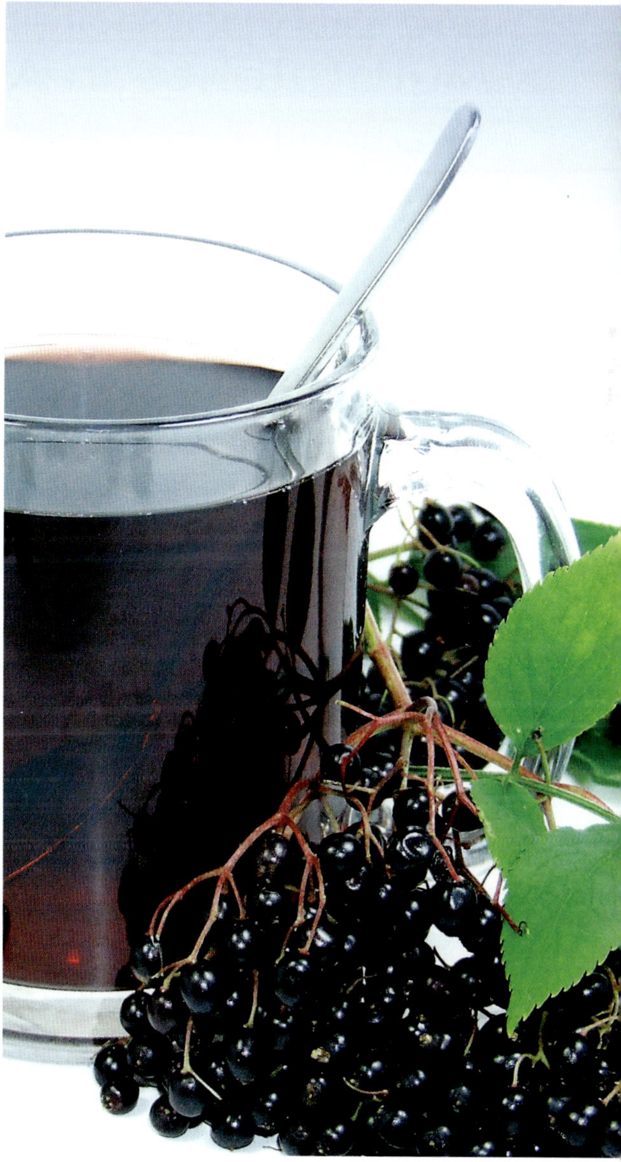

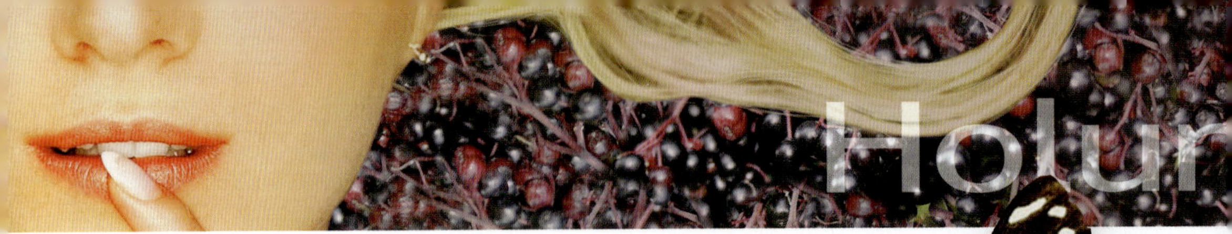

Die polyphenolen Multitalente in Aktion

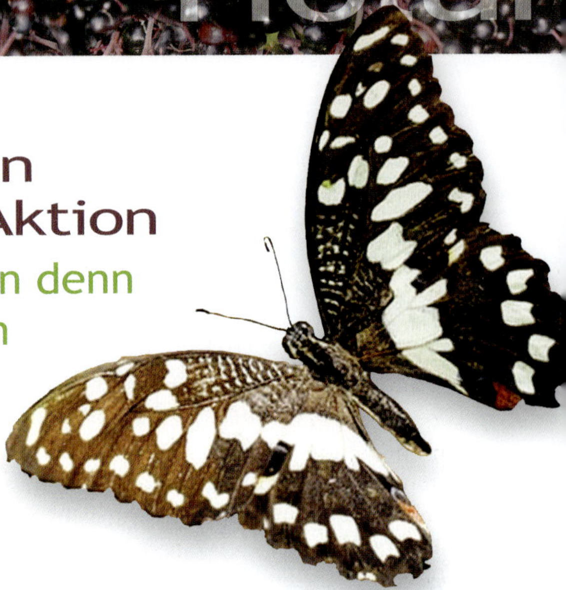

Warum und wie wirken denn die Abwehrsubstanzen der Holunderpflanze bei uns Menschen?

Wir alle wissen, dass die Urahnen aller Tiere und Menschen aus dem Wasser an Land gekrochen kamen, dass sich Leben also zuerst im Wasser – seit neuestem meinen manche, dass es in unterseeischen Gesteinen war – entwickelt hat. Kaum jemand denkt so weit, dass ja die Pflanzen ebenso ein Teil des Lebens sind, und auch diese eigentlich aus dem Wasser an Land „gekrochen" sein müssten; was sie auch wirklich getan haben. In der ungeschützten sauerstoffhaltigen Atmosphäre, die sie betraten, waren sie aber sofort hohen Dosen von UV-Strahlen ausgesetzt. Gegen die Strahlung hilft ein Farbanstrich, wie die Benutzer von Sonnenstudios wissen, besonders an den wichtigen Vermehrungsorganen. Bei der Pflanze sind das die Blüten. Der Anstrich wird aus den schon erwähnten Biopolyphenolen schleunigst erzeugt. Die jetzt bunt gewordenen Oberflächen der Blüten und Blätter dienen gleichzeitig dazu, befruchtende Insekten anzulocken. Kennen Sie die Substanz 4-O-beta-D-Glucopyranosyl-6′-Sulfat? Nein? Die ist dazu da, dass sich die besagten Blüten dem Sonnenlicht und den Insekten öffnen. Sie hat hormonelle Wirkung und ist – ein Polyphenol.

Andere Organismen, die sich zu den Pflanzen hingezogen fühlen, sind eher nicht willkommen. Auch hier zeigen Polyphenole, was sie können, weil sie Fressfeinde verscheuchen, indem sie die Pflanze für sie weniger schmackhaft machen. Für höhere Tiere, die den Pflanzensamen verbreiten sollen, und für uns Menschen schmecken solcherart geschützte Früchte und Blätter noch immer gut, was das Sprichwort, dass die Geschmäcker verschieden sind, gerade in der Polyphenolforschung fröhliche Urstände feiern lässt.

Eine ganz ausgekochte Art und Weise, wie Polyphenole dazu herangezogen werden, unliebsamen Pilzen, Bakterien und Gewürm das Leben schwer zu machen, möchte ich der Kuriosität halber hier beschreiben.

Es geht um die Frage, warum das abgestorbene Laub braun wird. Abgefallene Blätter sind eigentlich eine gute Nahrung, weil sie Eiweiß enthalten, das für Mikrolebewesen immer eine begehrenswerte Kost darstellt. Diese Blätter haben nicht nur Eiweiß, sondern – wen wundert's noch – auch Polyphenole in allen herbstlichen Farben gespeichert. Mit zunehmender Verrottung oder durch Pilzanbohrung werden die Unterteilungen zwischen Eiweiß- und Polyphenolspeichern im Blatt undicht und die beiden Substanzen vermengen sich miteinander. Jetzt kommt zum ersten Mal eine der wichtigsten Eigenschaften dieser Farbstoffe zum Tragen, die uns besonders beim Holunder noch oft beschäftigen wird. Unsere Phenole haben eine chemische Struktur wie ein Fangnetz. Dieser verdanken sie einerseits ihre Buntheit, andererseits können sie damit tatsächlich sehr erfolgreich andere Stoffe einfangen. Im Falle des abgestorbenen Laubes sind es die Eiweißpartikel, die jetzt von den Fangnetzen umschlungen werden, braun gefärbte „Komplexe" bilden und so dem Angriff der Mikroben entzogen werden, die sich enttäuscht aus dem Umkreis der Pflanze zurückziehen und eine dicke Schicht aus wärmespendendem, nur langsam verrottendem braunem Laub übriglassen. Bakterienbekämpfung durch Nahrungsentzug also, beileibe nicht die einzige Art und Weise, wie Polyphenole gegen Pilz- und Bakterienangriffe eingesetzt werden. Doch dazu später mehr. An dieser Stelle ist es wichtiger zu verstehen, dass antibakterielle und fungizide, also pilztötende Eigenschaften eines von uns gekochten, destillierten oder konzentrierten farbigen Pflanzensaftes nicht erst durch unsere Behand-

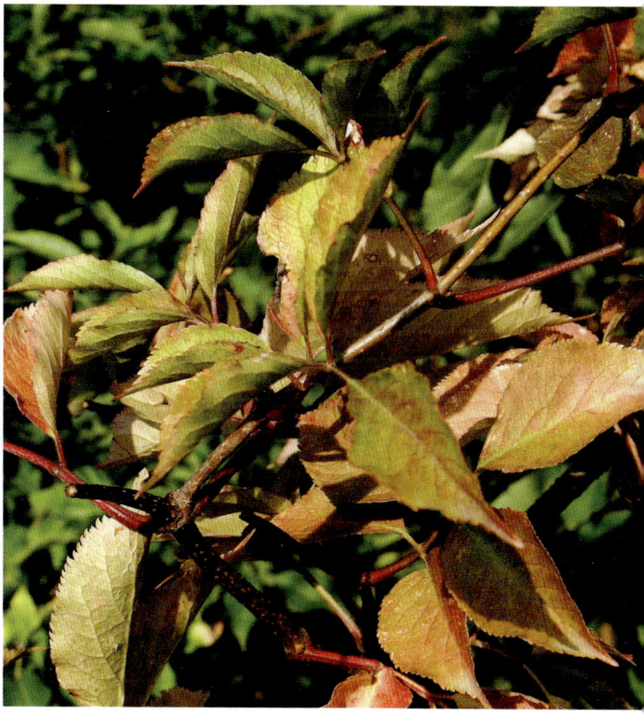

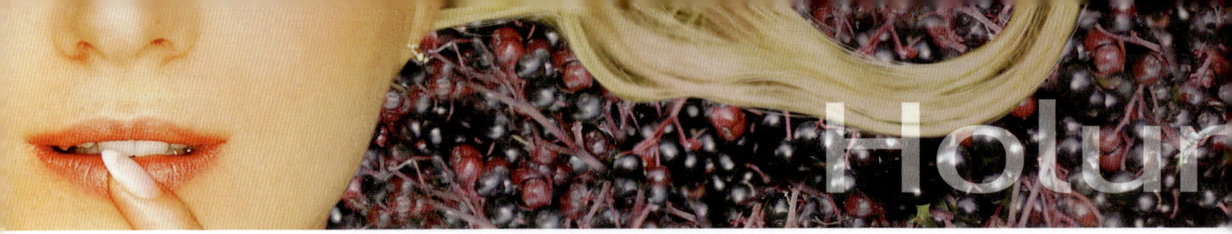

lung entstehen. Beim Bierbrauen entstehen erst durch den Hefepilzeinsatz die über 3.000 Inhaltsstoffe des Bieres. Die antibakteriellen und fungiziden Eigenschaften unseres gekochten Pflanzensaftes, auf deren Entdeckung wir so stolz sind, dass wir sie gerne als selbst konstruiert betrachten möchten, sind leider ganz ohne unser Zutun in einem der aufwändigsten Materialerprobungsverfahren der Welt entstanden. Hundert Millionen Jahre lang ist doch hin und wieder einmal ein Quäntchen UV-Licht zu viel in die Pflanze eingedrungen oder hat ein subatomares, radioaktives Teilchen zu viel an der Erbsubstanz der Holundervorläufer geknabbert, und schon ist zufällig eine Polyphenolvariante mit einer neuen chemischen Eigenschaft entstanden. Die Nachfahren dieser mutierten Pflanze waren dann vielleicht besonders erfolgreich in der Abwehr eines bestimmten Bakteriums und haben sich deshalb – nun alles andere als zufällig – auch erfolgreicher vermehrt. So sind in Milliarden Prüfungsverfahren über unvorstellbar lange Zeit immer bessere Phenolgemische entstanden, deren Existenz ausschließlich von ihrer optimierten Schutz- oder Angriffswirkung abhing. Bis wir heute dem bisher erfolgreichsten Gemischtyp gegenüberstehen, den wir aber wirklich nicht selbst produziert haben.

Gerade rät mir mein Sohn – nach Durchlesen dieser Zeilen – dazu, den Leser darauf aufmerksam zu machen, dass meine geschätzten Polyphenole in ihrem angestammten

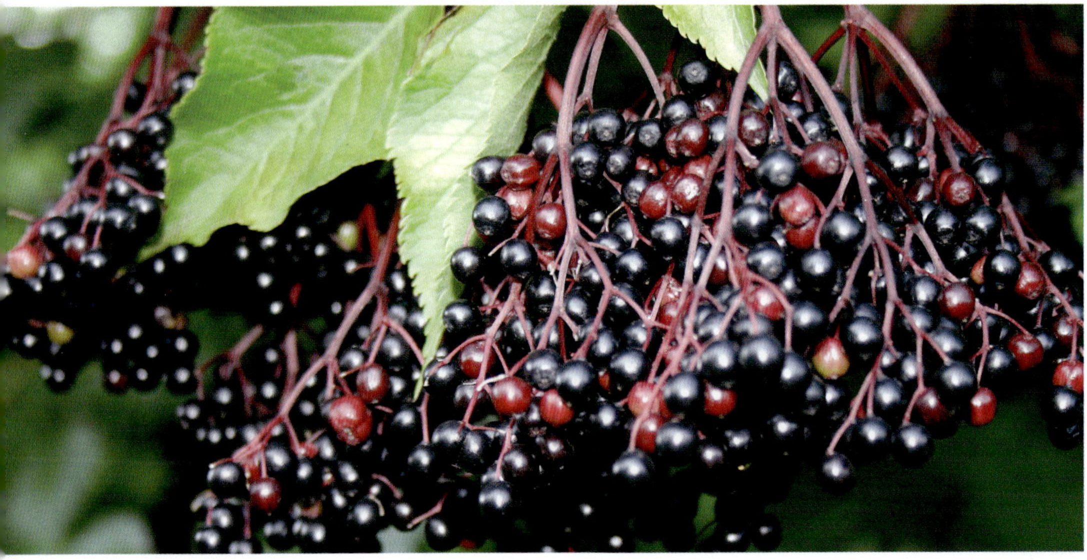

Pflanzenmilieu noch weit besser und komplexer wirken als bei uns Menschen. Ich tue das also, aber mit der Einschränkung, dass wir ihre Effekte auf unseren eigenen Organismus noch lange nicht restlos ausgelotet haben.

Eine auch in der Holunderbeere gespeicherte Polyphenolgruppe, die man unter dem Namen Catechine kennt, spielt im Kampf von Pflanzen gegen Mikroben, ja sogar im Kampf Pflanze gegen Pflanze, Allelopathie genannt, eine herausragende Rolle. Sie produziert auf aggressive Weise im Fressgegner eine ganze Kaskade von chemischen Reaktionen, die allesamt mit einer Kette von ebenfalls hochaggressiven freien Radikalen zu tun haben, was endlich zum Tod von Mikroben oder feindlichen Pilzen führt. Eine geradezu geniale Art, dieses Verhalten nicht nur zu demonstrieren, sondern auch als Wirkungstest für Holunderpolyphenole auszunutzen, hat meine befreundete Kollegin Mihaela Mirela Bratu veröffentlicht. Wir werden sie uns nicht entgehen lassen.

So wie in der Küche zwei verschiedene Gemische gleicher Grundsubstanzen, etwa Mehl, Eier und Milch (von Zucker und Rosinen ganz zu schweigen), laut St. Martiner Kochbuch im Verhältnis 380/300/200 einmal zu Kaiserschmarren und in der Proportion 250/200/350 zu Gugelhupf führen, so haben verschiedene Gemische der gleichen Phenole ganz verschiedene Eigenschaften. Bedenkt man obendrein, dass es tausende von Phenoltypen gibt, so wird es leicht verständlich, dass die eine Mixtur den feindlichen Pilz tötet, eine andere in derselben Pflanze beispielsweise der freundlichen Mikrobe dabei hilft, die Erbse zu ernähren.

Besonders bei Verletzungen werden entweder ganz neue Phenole zur Abwehr und Regeneration gebildet oder es wird die Produktion von bereits vorhandenen beschleunigt. Die vermehrte Phenolbildung nur an der attackierten Stelle ist natürlich zu wenig. Deshalb wird der gesamten Pflanze über ein Meldesystem nahegelegt, mehr Phenole zu produzieren. Die Meldesubstanz – keinen wundert es mehr – kann selbst über Phenolproduktionsstätten hergestellt werden (für Fachleute: aus Chorismat über Isochorismat) und heißt Salicylsäure. Eine Abart dieser Salicylsäure, die Acetylsalicylsäure, nennen wir Aspirin.

Es ist der Phenolmenge in einer Pflanze nicht abträglich, wenn kargere Böden oder missliche Wachstumsbedingungen vorhanden sind. Je magerer die Sandböden, desto satter rot oder braun, desto polyphenolhaltiger sind die äußersten Schalen unserer Gemüsezwiebeln, um Feinde besser abwehren zu können.

Eine kuriose Geschichte zum Schluss: Natürlich spielen Polyphenole eine entscheidende Rolle nicht nur bei der Abwehr von Bakterien und Pilzen, sondern auch im Kampf gegen Schadinsekten. Manchen Schmetterlingsraupen vermiesen sie erfolgreich

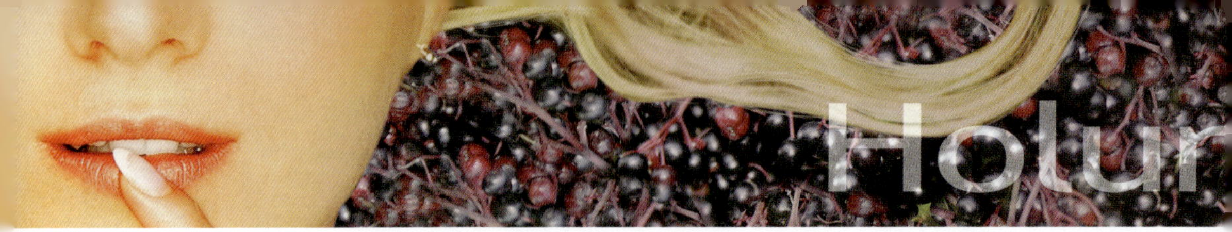

das Knabbern, weil sie für die meisten von ihnen ungenießbar bis giftig sind. Gerade der Raupe des prächtigen Monarchfalters ist das aber „wurscht". Sie frisst die für sie eigentlich giftigen Phenole, lagert sie an unschädlichen Stellen in ihrem Körper ab und gibt sie dem aus ihr entstehenden Falter weiter. Dem Eichelhäher, der den Falter frisst, wird von den Phenolen so furchtbar schlecht, dass er sich diese Mahlzeit das nächste Mal gut überlegen wird. Obendrein lagert der listige Schmetterling die für ihn giftigen aber bunten Phenole auch in entfernten Flügelteilen ab, wo sie eine schillernde Attraktion für begattungslustige Weibchen bilden und obendrein einen guten UV-Schutz abgeben.

Umgekehrt nutzen wir Menschen die Eigenschaft von Pflanzen, bei UV-Bestrahlung mehr Phenole zu ihrem Schutz zu bilden, ebenso listig aus. Gelagerte Äpfel produzieren bei künstlichem UV-Licht zusätzliche Phenole, die im Kampf gegen Bakterien- und Schimmelpilzbefall Hervorragendes leisten.

Polyphenole, von denen der Holunder eines der erfolgreichsten und konzentriertesten Gemische beherbergt, haben also in ihrer Pflanzenkarriere über Millionen Jahre gelernt, gefährliche Insekten, Bakterien und Pilze immer erfolgreicher zu bekämpfen. Diese besterprobten Kampfstoffe machen wir Menschen uns seit alters her ebenfalls nutzbar, nur wissen wir immer genauer, wo sie einzusetzen sind und können sie dank stets verbesserter Technik so gut verarbeiten wie nie zuvor.

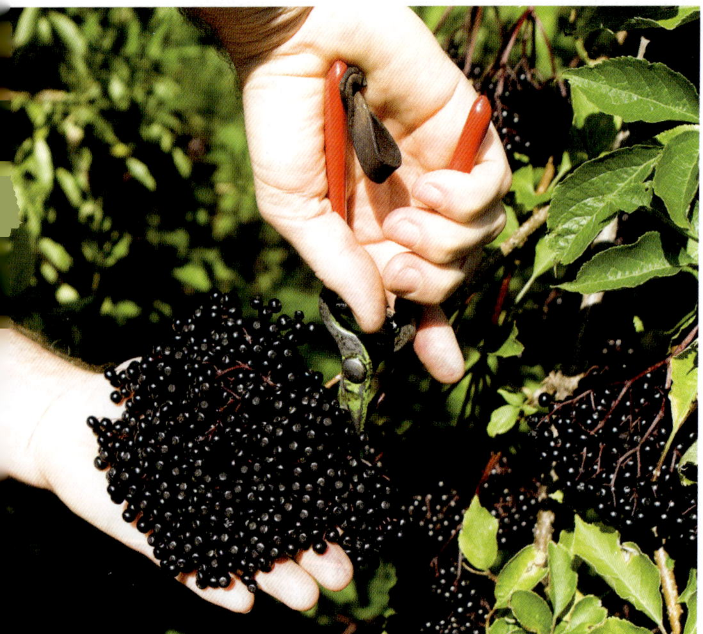

Pflanzen und Menschen werden weitgehend von denselben Schadorganismen wie Bakterien, Pilzen und Insekten bedroht. So ist es kein Wunder, dass wir einen ähnlichen Abwehrbedarf haben.

Die weise Mixtur im Holunder

Ist nicht der Einsatz von Pflanzenstoffen gegen Krankheiten heute überholt und altmodisch?

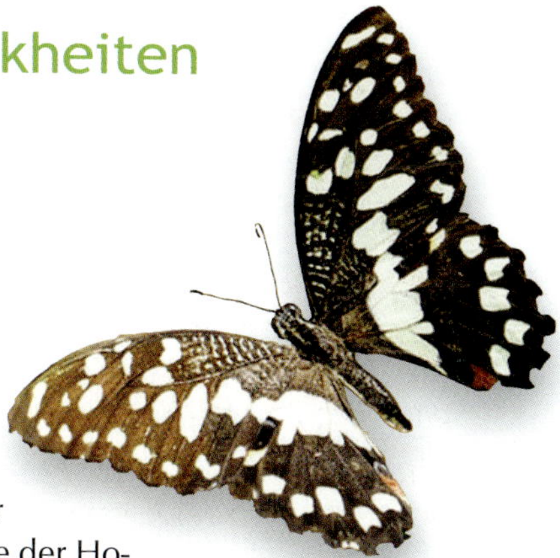

Absichtlich habe ich in der Kapitelüberschrift von einer „weisen“ und nicht, wie oft üblich, einer „intelligenten“ Mixtur gesprochen. Schon in einem der vorigen Kapitel haben wir gesehen, dass Pflanzen, wie der Holunder, wesentlich mehr Gene haben können als die „intelligenteren“ Fruchtfliegen. Wir starren allerdings heutzutage gebannt auf die Gene und sind damit in der Situation eines Volksschülers, der gerade mit viel Mühe das ABC gelernt hat, aber deshalb noch lange nicht den Inhalt von Darwins Büchern versteht. Die Gene alleine machen es also nicht. Trotzdem ist es bemerkenswert, dass wir Menschen, salopp gesagt, etwa 70 Prozent unserer Gene mit einem Stück Wiese gemeinsam haben. Ich versteige mich sogar zu einer etwas unorthodoxen Ansicht, dass nämlich das Verhalten vieler Pflanzen an Weisheit von uns nicht leicht zu überbieten ist!

Weisheit ist etwas grundsätzlich anderes als Intelligenz. In Wikipedia wird sie als eine „transkulturell-zeitlose, universal-menschliche, reale oder ideale, entweder als reifungsbedingt erwerbbar oder aber als göttlich verliehen gedachte exzeptionelle Fähigkeit“ bezeichnet.

Jetzt wissen wir's!

Intelligenz aber, so verlautet im selben Nachschlagewerk, sei in der Psychologie ein Sammelbegriff für die kognitive Leistungsfähigkeit des Menschen“. Es kann also nur der Mensch intelligent **und** weise sein. Intelligent von mir aus – auch da wird es keine scharfe Grenze, sondern Abstufungen geben –, aber weise bestimmt nicht. Warum kann man Intelligenz nicht einfach über die Schnelligkeit des Erfassens einer Gegebenheit und der Reaktion auf sie definieren? Dann würden bei der langsameren Auf-

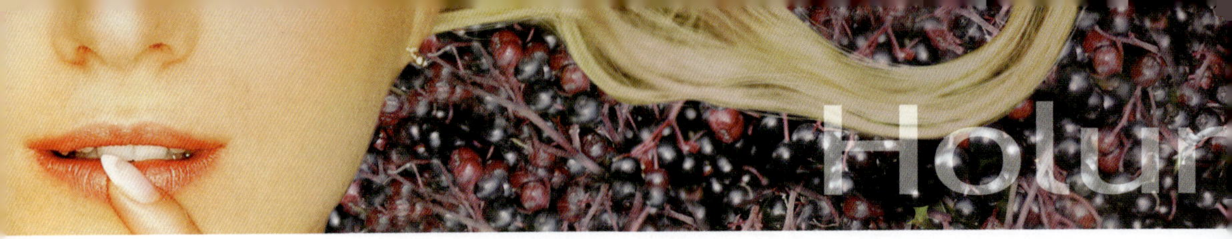

fassungsgabe der Pflanzen wohl trotzdem zigmillionen Jahren mit Abermilliarden von Versuchsanordnungen ausreichen, sehr weise Verhaltensweisen zu entwickeln, die ihr Überleben erst möglich gemacht haben.

An Intelligenz ist uns die Pflanze sicher nicht gewachsen, an Weisheit – so glaube ich – ist uns der Holunder ebenbürtig, denn – so steht es auch in Wikipedia – Weise zeichneten sich durch eine „ungewöhnlich tiefe Einsicht in das Wirkungsgefüge von Natur, Leben und Gesellschaft, ...“ aus. Ohne diese Einsicht in das Wirkungsgefüge der Natur, in das Leben darin und in das Gesellschaftssystem von nützlichen und feindlichen Organismen, hätte sich wohl das unglaubliche Chemiearsenal des Hollers nicht entfalten können. Schade, dass nach menschlicher Definition nur wir Menschen weise sein dürfen. In der Philosophie nennt man diese Definition einen klassischen Zirkelschluss, der bei wissenschaftlichen Diskussionen eigentlich nicht erlaubt ist.

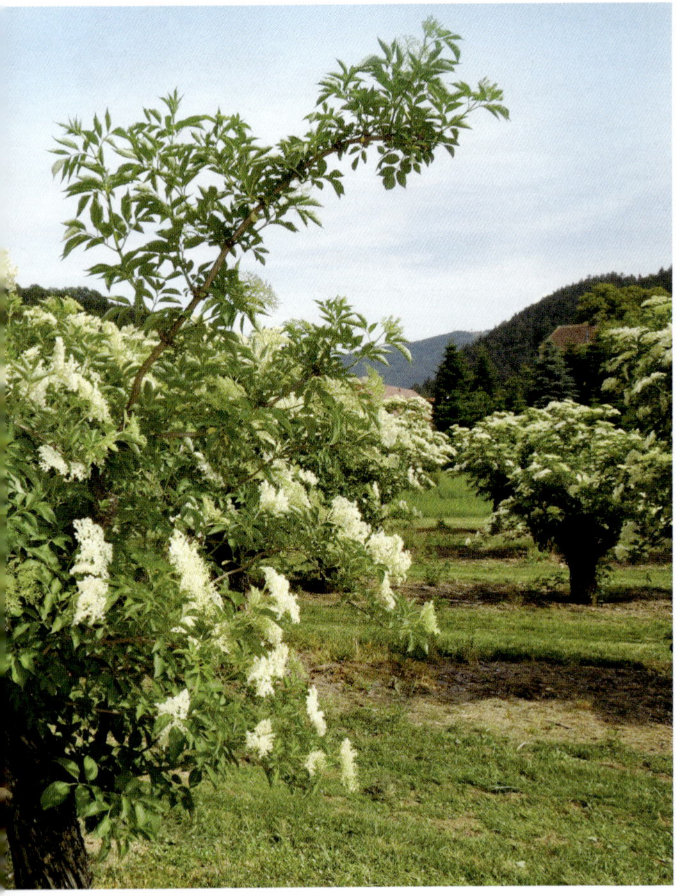

Der Holunder hat in riskantesten Versuchsanordnungen, bei denen immer das eigene Überleben auf dem Spiel stand, Abwehr- und Kampfstoffe entwickelt. In Versuchsanordnungen, gegen die die raffiniertesten Materialtests unserer pharmazeutischen Industrie sehr alt aussehen.

Apropos Pharmazeuten: In der zweifellos zu unserem Wohle alles beherrschenden amerikanischen Sprache existiert der Fachausdruck „dirty drugs“, oberflächlich übersetzt „schmutzige Medikamente“, was aber eher „verschmutzte Medikamente“ heißen sollte. Die Bezeichnung kommt daher, dass es in der Pharmakologie üblich ist, eine einzige, gereinigte und auf ihre Wirkung getestete Substanz gegen ein ganz bestimmtes Übel einzusetzen. Alles, was über diese erlaubte Substanz in einer Präparation hinausgeht, wird meist als Verschmutzung, weil mit unkalkulierbaren Effekten behaftet, bezeichnet. In diesem Sinne ist also das in der Holunderpflanze synthetisierte Gemisch von Kampf-, Abwehr-, Lock- und Meldestoffen ein schmutziges, ein verschmutztes Gemisch, dessen mannigfache Wohltaten wir noch nicht zur Gänze abschätzen können. Dass der Holunder schon längst ausgestorben wäre, würden seine Wirksubstanzen nicht wie ein chemisches Puzzle genau zusammenpassen, interessiert die Pharmakologie nur am Rande. Eine wichtige Konzession aber machen Pharmakologie und Gesetzgeber: Ein Pflanzenextrakt, der nachweislich schon jahrhundertelang in allgemeinem Gebrauch war und von dem keine nachteiligen Wirkungen bekannt sind, muss nicht mehr neu getestet werden, wenn man ihn einem Medikament oder Nahrungsmittel beimischen will. Dass aber im Falle von *Sambucus nigra* – der lateinischen Bezeichnung für den Holunder – gerade das verschmutzte Gemisch, die dirty drug, eine wesentliche Rolle in einer erst in jüngerer Zeit erforschten Wirkung spielt, werde ich Ihnen zeigen.

Im Buch *Das Wunder vom Holunder* von Werner Pfannhauser und Sandra Peters beschreibt Pfannhauser, der ein weithin bekannter Lebensmittelchemiker ist, für den Laien die von ihm bestimmten Inhaltsstoffe der Pflanze. In den Blüten findet er unter anderem Flavonoide (eine Untergruppe der Polyphenole) wie Kaempferol und Quercetin. In den Blättern ähnliche Flavonoide, Sterole und phenolische Gerbstoffe und ganz besonders in den Beeren eine beachtliche Auswahl von Phenolen, wie Flavonoide, Anthocyane, Catechine, Vitamine, essentielle Aminosäuren – das sind solche, die Menschen nicht selbst herstellen können, aber dringend brauchen – und viele mehr.

Betrachten wir alle diese Substanzen vom Standpunkt ihrer Nützlichkeit für die Pflanze selbst, so sind Catechine und Catechole, Flavonoide und Quercetin wirksam in der Abwehr von Pilzbefall, und zwar jede dieser Substanzen gegen eine oder einige ganz bestimmte Pilzarten.

Wie genau sie ihre pilztötenden Eigenschaften zur Geltung bringen, ist nur in wenigen Fällen bekannt, wird also noch profitablen Stoff zu Forschungen ergeben.

Sowohl die Wissenschaft als auch die Pharmaindustrie beginnen zu begreifen, dass gerade Gemische von pflanzlichen Abwehrstoffen quasi ein Fertigteilmedikament darstellen, dessen günstige Wirkungen wir erst teilweise kennen.

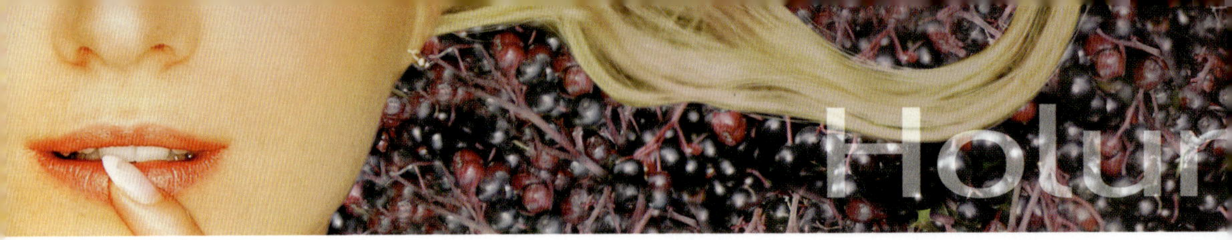

Terroristen in freier Wildbahn

„Die Leute können mit freien Radikalen wenig anfangen. Sie trinken Holunderkonzentrat einfach wegen der Wirkung“.

„Was sind denn diese freien Radikale, was Gutes oder was Gefährliches?“

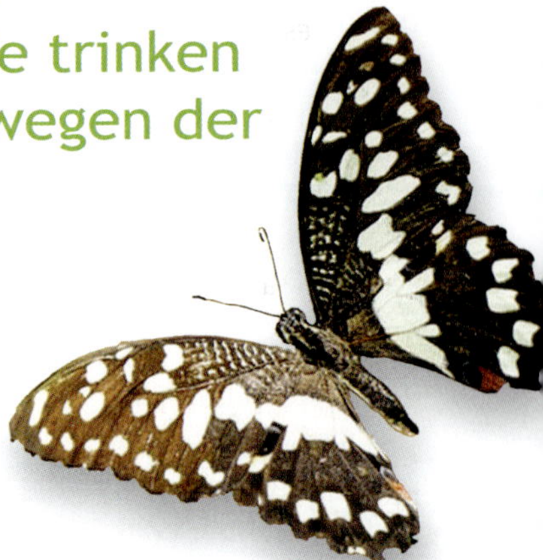

Erinnern wir uns an den üblen Trick, den Polyphenole Bakterien und Pilzen im abgefallenen Laub von Pflanzen spielen, indem sie das von diesen Kleinlebewesen so begehrte Blatteiweiß in netzartige Phenolstrukturen einwickeln und damit als Pilz- und Bakterienfutter unbrauchbar machen. Genau diese Fangnetzstruktur der Holunderpolyphenole ist ihre wichtigste, bisher bekannte gute Eigenschaft zum Wohle unseres Körpers. Seit nicht allzu langer Zeit beobachtet man das schädliche Wirken sogenannter freier Radikale – worauf auch die Kapitelüberschrift hinweist. Diese freien Radikale sind meist ausgesprochen reaktionsfreudige Sauerstoffverbindungen. Sie haben in der neueren wissenschaftlichen Literatur tatsächlich ein gewisses Terroristenimage erworben, weil man nicht müde wird, ihre gefährlichen Wirkungen zu erörtern. Erinnern wir uns nur daran, dass schon normaler Sauerstoff so aggressiv ist, dass er Eisen und Stahl zerstören kann!

Wahr ist aber vor allem, dass wir ohne diese reaktionsfreudigen Verbindungen sofort ersticken würden. Jede unserer Milliarden Körperzellen lebt von einer inneren Zellatmung, einer Reaktionskette, in deren Ablauf gewissen Stoffen Energie entzogen und für den Betrieb der Zelle genutzt wird. Bei dieser Energieübertragung spielen die freien Radikale eine zentrale Rolle. Ohne sie würden unsere Zellen vermutlich japsen und röcheln wie ein an Land gezogener Fisch, bevor sie in Sekundenschnelle zugrunde gingen. Unsere freien Radikale sind also als richtiger Akteur am richtigen Platz lebensnotwendig.

Unter Belastung, bei Arbeit, Sport, Ärger und während des dadurch hervorgerufenen Stresses atmen auch die Zellen schneller. Die Radikalproduktion macht Überstunden, und jetzt wird eine beträchtliche Anzahl davon aus ihrer angestammten Umgebung, wo sie Wohltuendes verrichten, ausgespült und in die freie Wildbahn entlassen. Dort reagieren sie freudig mit nahezu allem, mit dem sie nicht reagieren sollten. Mit Fetten etwa, die sie ranzig machen. Am nicht abgewaschenen Teller des Junggesellenhaushaltes ist das – außer dem üblen Geruch, der sich entwickelt – keine Katastrophe. Im Körper aber schon, vor allem weil die Wände aller unserer Zellen aus Fettgemischen bestehen, welche diese Zellmembranen in flexibler Weise je nach Bedarf mehr oder weniger starr machen. Wenn Fettstrukturen durch zu viele freie Radikale zerstört werden, sterben die Zellen ab. Es entstehen Entzündungen; und jetzt kommt es noch dicker: Entzündetes Gewebe produziert selbst noch mehr freie Radikale, so dass es zu einer wahren Explosion dieser Teilchen kommt. Besonders unangenehm sind solche entzündlichen Zellzerfälle an der Innenseite unserer Blutgefäße. Die angenagten Restfette aus den zerstörten Zellwänden lassen unsere körpereigenen Abwehrsysteme zu Recht glauben, dass es sich um körperfremdes Gewebe handelt, das bekämpft werden muss. Fresszellen rücken aus und schlingen die abartigen Fette in sich hinein – leider so lange, bis sie selber platzen. Solche Fettpatzen aus geplatzten Fresszellen lagern sich dann an der Innenseite unserer Blutgefäße als Plaque an, im fortgeschrittenen Stadium nennt man diesen Prozess Arteriosklerose, die Vorstufe zu Herzinfarkt und Schlaganfall.

Die alten Heiler allerdings konnten diese Art von Entzündungen nicht sehen, sondern nur solche, die an der Körperoberfläche auftraten, also meist Entzündungen von Wunden. Um diese zu bekämpfen, schworen sie auf Holunderprodukte. Der Aberglaube des „gemeinen Mannes“, bei Entzündungsleiden Hollerzweige an die Haustüre zu hängen, wird schon von den Ärzten des 17. Jahrhunderts mit scheelem Auge angesehen. Die Anwendung von Holunder unmittelbar am Entzündungsort wird allerdings schon von Blockwitz gepriesen:

Man zerreibe frische grüne Hollerblätter, füge etwas Wein hinzu und drücke den Saft gut aus, den man mit Wasser mischt, in dem möglichst viele Holunderblüten einige Tage lang eingeweicht worden waren. Dieses Gemisch ist so lange zu kochen, bis es nicht mehr wässerig wirkt. Dazu kommt das Öl von Holunderbeerenkernen, Grünspan und Terpentin und nach acht Tagen in der Sonne ist alles reif zum warmen Auftragen auf die Wunde.

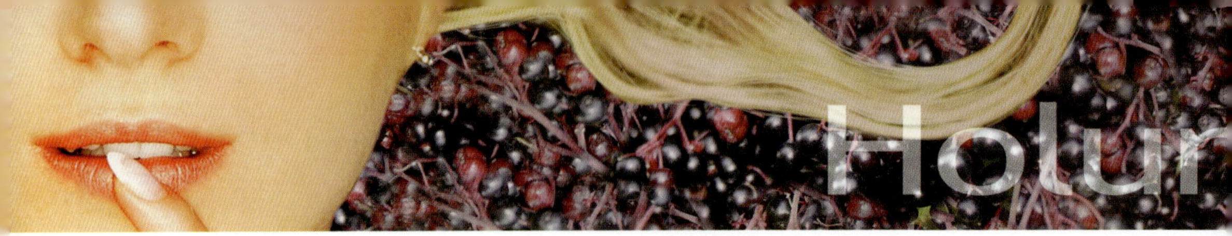

Für Nachahmer: Beim Grünspan wäre ich doch etwas vorsichtig!

Der zweite, sehr unangenehme Wirkungsort der Radikale-Reaktionen ist der Zellkern, das Allerheiligste der Zelle mit seiner Erbsubstanz, der DNA. Veränderungen dieser Erbsubstanz treffen nicht nur unsere Nachkommen, sondern sofort und unmittelbar uns selbst. Die DNA sorgt nämlich nicht nur für die richtige Vererbung, sondern auch dafür, dass im immerwährenden Auf- und Umbau unseres Körpers immer dieselben Bausteine verwendet werden, also körpereigenes Gewebe entsteht. Fehler in der Produktinformation, wie sie leicht durch radikalgeschädigte Produktionsmaschinen auftreten können, führen logischerweise zu körperfremden und ungewohnten Erzeugnissen, die der Fachmann Neubildungen nennt – ein freundliches Wort für Krebs.

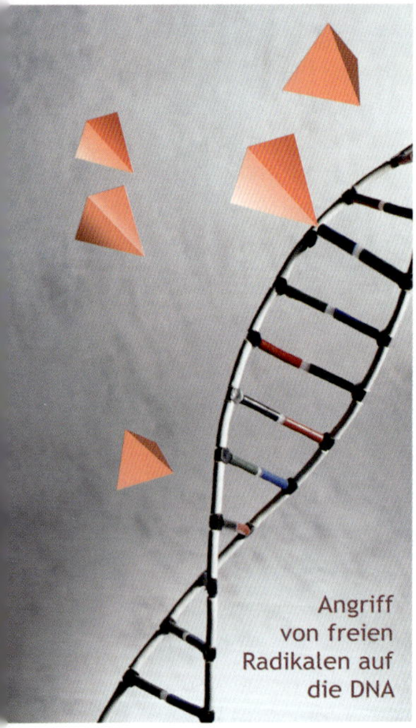

Angriff von freien Radikalen auf die DNA

Niemand, verehrte Leserin und verehrter Leser, will Ihnen Angst und Schrecken einjagen. Es gibt in unserem Organismus Gott sei Dank Reparatursysteme, die meist mit diesen Angriffen fertig werden. Trotzdem erhöht ein dauernder Beschuss mit freien Radikalen, durch falsche Lebensweise oder krankheitsbedingt, die Chance, an Arteriosklerose und Krebs zu erkranken.

Hier nun mit Bomben und Granaten, sprich mit hochdosierten Monosubstanzen wie etwa Vitamin C oder E alleine einzugreifen, würde die Aktionen der dringend benötigten Radikale am richtigen Ort einschränken und den Energiehaushalt der Zellen beeinträchtigen, was wir gemeinsam mit Prof. Saumen Kumar Maitra von der Rabindranath Tagore Universität in Santiniketan und anderen indischen Kollegen mit außergewöhnlich hochdosierten Phenolgaben an Ratten gezeigt haben. Das Einzige, was wir nachweislich aktiviert haben, war der Entgiftungsmechanismus der Leber. Außerdem teilen diese künstlich hochkonzentrierten „Reinsubstanzen" das Schicksal vieler schlampig überdachter menschlicher Konstruktionen: Zuerst werden sie hoch gelobt, aber bei näherem Hinschauen meist mit gutem Grund verdammt.

Ganz anders verlaufen Behandlungen mit vernünftig dosierten, natürlichen Polyphenolgemischen, etwa mit konzentrierten Holunderextrakten, denen Beimischungen von Apfelsaft und anderen Beerensäften einen ausgezeichneten Geschmack verleihen. Sie fangen nicht nur die tatsächlich in die freie Wildbahn entkommenen freien Radikale ein, sondern aktivieren sofort die körpereigene erste Abwehrfront gegen oxidativen Stress. Das ist ein Biokatalysatorensystem, von dem ich der Vollständigkeit halber nur die Super-Oxyd-Dismutase (SOD) nennen will, damit auch der Fachmann weiß, was gemeint ist.

Das Gefährliche an unseren freien Radikalen ist, dass sie dauernd „geladen" herumirren. Ein Wort, das man auch für einen aggressiven, verärgerten Zeitgenossen verwendet. Sie möchten dringend ein Elektron, das ihnen nicht in die Struktur passt und damit beträchtliche Energie kostet, loswerden. Vitamin E und Vitamin C sind da dankbare Abnehmer. Diese akzeptieren gerne das ärgerliche Elektron, nehmen den Radikalen ihre Reaktionsfreudigkeit und werden dadurch selbst zu geladenen Überreagierern. Wir haben damit – ganz im Sinne des üblichen Verhaltens von Regierungen – das Problem nicht gelöst, sondern nur verlagert. Kein Wunder, dass in letzter Zeit erhebliche Zweifel an der Wirksamkeit dieser Monosubstanzen auftauchen, ja dass ihre Anwendung sogar als schädlich entlarvt wird. Das geht so weit, dass manche Autoren viele andere Polyphenole mit den Delinquenten in einen Topf werfen und so der Sache der wahren Biopolyphenolwirkung beträchtlichen Schaden zufügen.

Im Falle unseres weise entwickelten Substanzgemisches aus Hollerbeeren ist es nämlich so, dass in dieser „dirty drug" das abgegebene Elektron von einer Gemischkomponente an die nächste weitergegeben wird. Die Ladungsdifferenzen werden zusehends kleiner und verpuffen letztlich unschädlich im Labyrinth der vielen Wirksubstanzen. Es ist das wohlerprobte Gemisch vielfältiger Phenole, das die Wirkung ausübt, und nicht eine menschlich-künstliche brutale Intervention mit einer Monosubstanz, die offensichtlich direkt in die Hose geht.

Wir müssen also im Stande sein, Substanzen klug zu dosieren, was nicht so schwer ist, weil sich die schädlichen Monosubstanz-Überdosierungen meist im tausendfach höheren Bereich bewegen als die Anwendungen natürlicher Gemische. Das Ziel ist es, freie Radikale in freier Wildbahn zu erlegen. Mit einer wichtigen Ausnahme.

Freie Radikale sind wahre Energiebündel, die so schnell und kräftig reagieren wie ein Silvesterböller. Bei der Energieübertragung innerhalb der Zelle werden sie dringend gebraucht. Wenn aber im Stress zu viele produziert werden, entkommen sie und greifen die Blutgefäßwände und die Erbsubstanzen an. Das kann zu Arteriosklerose und Krebs führen. Von Holunderpolyphenolen allerdings werden sie wie von Netzen eingefangen.

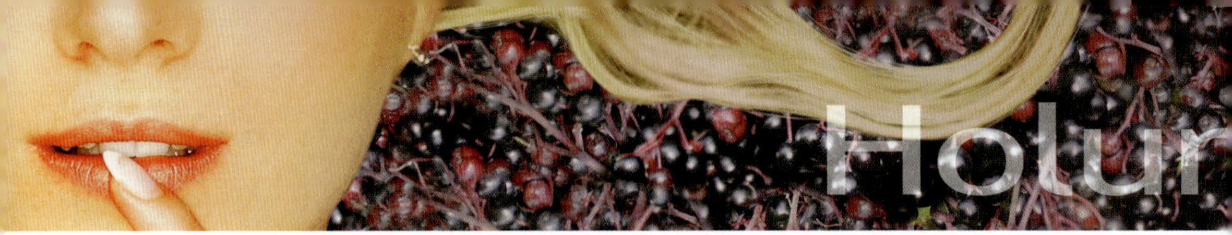

Der Kampf gegen die Bakterieninvasion

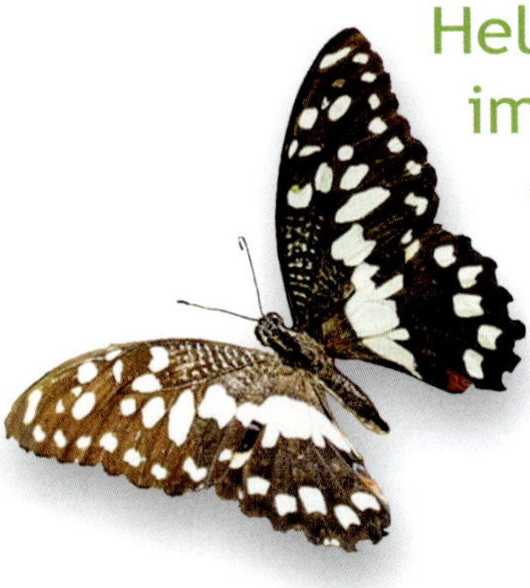

Helfen Holunderextrakte gegen die immer häufigere Borreliose?

Wie gut wirken sie gegen weibliche Blasen- und Harnröhrenentzündungen?

Seitenweise haben wir uns gequält, um uns immer und immer wieder vor Augen zu halten, dass es nicht wir Saftkocher, Saftkonzentratoren und Saftabfüller sind, die das Holundererfolgsrezept erfunden haben, sondern die Evolution selbst. Die uns so zugute kommende Gier der Polyphenole, wie ein Netz andere Substanzen einzufangen, hat sich ja nicht nur erst bei den menschlichen freien Radikalen bewährt, sondern, wie wir wissen, schon beim Schutz der Blatteiweiße vor Fressfeinden entwickelt. Diese Fähigkeit zur Umarmung von Freund, vor allem aber vom Feind, das Umgarnen, wie wir diese Eigenschaft bei Damen charmant bezeichnen, das Fangen in tödlicher Umschlingung mit dem Dolch im Gewand, wird nicht nur bei den relativ harmlosen Eiweißen funktionieren. Erinnern wir uns an die antibiotische Wirkung, die Abwehr oder Vernichtung von biologischen Angreifern wie Pilzen und Bakterien. Dabei wird meist recht allgemein von einer bakteriziden und fungiziden Wirkung, also von bakterien- und pilztötenden Effekten, gesprochen.

Wie das im Einzelnen vor sich geht, kann man sich aufgrund der nun bekannten Wirkungsweise beim Radikalfang recht gut vorstellen. Bakterien, die nur aus einer einzigen Zelle bestehen, nehmen Nahrung aus ihrer Umgebung direkt durch ihre Zellwand auf. Die Nahrung wird meist in Blasen verpackt und erst später verwertet. Wenn aber Polyphenole darunter sind, so könnten die, etwa wie Fettsäuren, in die Zellkraftwerke eindringen und dort Verheerungen anrichten. In diesen Zellkraftwerken findet die Energiegewinnung und Energieübertragung für das ganze Lebewesen statt.

Aber ohne die Reaktionsfreudigkeit der dort tätigen freien Radikale kann Energie weder gewonnen noch übertragen werden. Und unsere Polyphenole haben eben die Eigenschaft, gierig freie Radikale einzufangen und zu entladen.

Wir kennen aus der Biologie ein System, bei dem Energie zwar gewonnen, aber kaum mehr übertragen und deshalb in Wärme umgewandelt wird: beim Winterschlaf der Bären etwa. Bakterien aber brauchen in Fressumgebung hohe Energieumsätze. Das Inaktivieren der Energieübertragung durch Abfangen von freien Radikalen macht sie energielos, schlaff und angreifbar.

Ein typisches Beispiel dafür sind die Bestrebungen, durch Gabe von konzentrierten Biopolyphenolen die typisch weiblichen Nöte mit chronischen Blasenentzündungen in den Griff zu bekommen. Die Bakterien, die sich in der Harnröhre und der Blase festgesetzt haben, sind mit herkömmlichen Antibiotika schwer zu bekämpfen, weil die Gefahr besteht, dass eben diese Keime dadurch gegen Antibiotika resistent gemacht werden könnten, was nicht nur jeden Behandlungserfolg zunichte machen würde, sondern – im Falle einer weiteren Verbreitung im Körper – zu sehr gefährlichen Folgen führt.

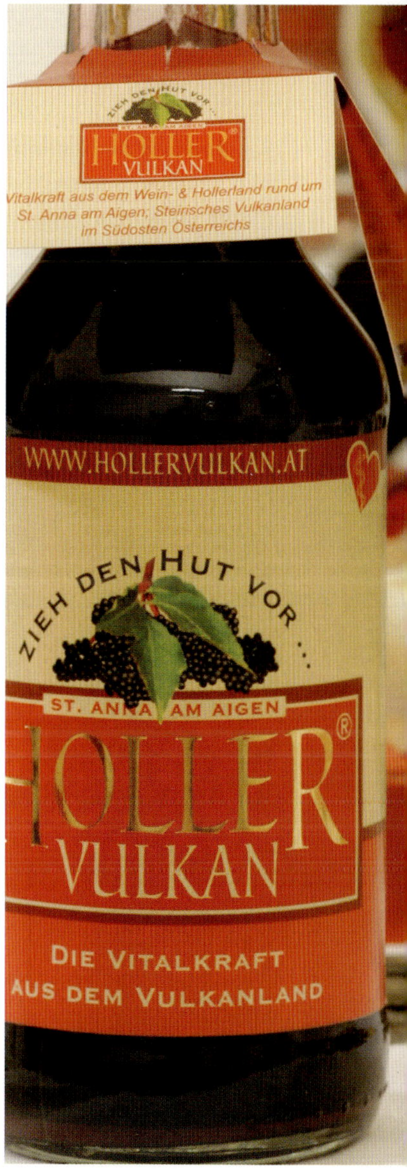

Dagegen hat eine Behandlung mit Biopolyphenolen gleich drei wichtige Pluspunkte: Zum ersten sind solchen Polyphenolgaben keine Grenzen gesetzt, weil keine Gefahr einer Resistenzentwicklung besteht, zweitens hat zum Beispiel ein in der Oststeiermark erzeugtes konzentriertes Holundergetränk einen sauren pH-Wert von etwa 3,8, was den großen Vorteil mit sich bringt, dass auch der Harn in der Blase saurer wird. Ein saures Milieu aber ist eine sehr schlechte Umgebung für Blasenkeime – sie beginnen zu leiden. Da entfaltet sich die wichtigste Wirkung der Polyphenole, die in Harnblase und Harnröhre von den Bakterien aufgenommen werden: Sie jagen und fangen diejenigen freien Radikale innerhalb der Bakterienzelle, die für den Energieumsatz verantwortlich sind. Dadurch wird die kri-

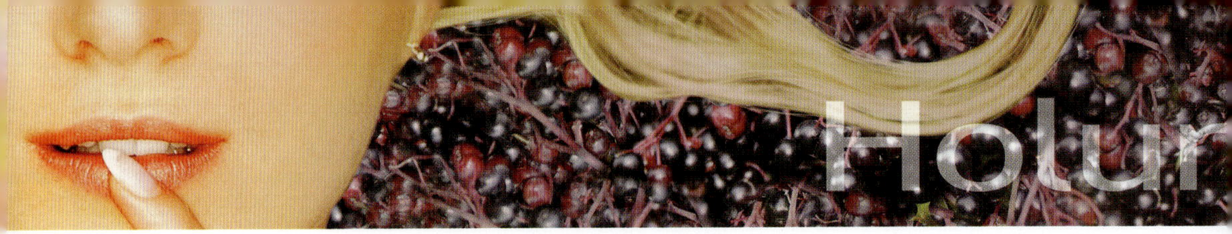

minelle Energie des Krankheitskeimes deutlich geschwächt, die aktive Verankerung in der Blasenschleimhaut beginnt sich zu lösen und die Bakterien werden, energiegeschwächt und sauer, viel leichter aus der Blase und der Harnröhre ausgespült.

Eine andere unangenehme Bakterienrasse siedelt sich meist dann in der weiblichen Schleimhaut an, wenn durch die Hormonumstellung in der Menopause dort weniger Milchzucker gespeichert wird. Diese unangenehmen Viecher, die sich meist ohne Sauerstoff ernähren, können leider durch Ansäuerung nicht abgeschreckt werden. Aber auch sie haben ihren schwachen Punkt, den die an solche Sachen seit Jahrmillionen gewöhnten Holunderpolyphenolgemische kennen: Sie haben einen viel höheren Stoffwechsel als Sauerstoffatmer und sind daher am Energieübertragungspunkt durch die Radikalfänger gut zu packen. Dass das sehr effektiv ist, zeigen die sogenannten Döderleinschen-Milchsäurestäbchen, das sind Bakterien, die die Anaerobier durch Sauerstoffperoxidproduktion zerstören – ebenfalls eine Radikalquelle. Dass diese unsere polyphenolen Radikalfänger obendrein noch die übertriebene Radikalproduktion des entzündeten Gewebes vermindern und dadurch sowohl am Entzündungsort als auch im ganzen Körper gesteigertes Wohlbefinden durch Entlastung des Immunsystems herstellen, kommt noch dazu.

Die vielen Frauen, die an diesen sehr unangenehmen Symptomen leiden, sind bedauernswert, und wir wünschen ihnen von ganzem Herzen eine Linderung ihres Zustandes. Noch schwerer wiegen allerdings diese Probleme bei querschnittgelähmten Patienten. Gerade die haben sich unter Aufbietung beträchtlicher Willenskräfte nach ihrer Rehabilitation eine neue Position im Leben dadurch erobert, dass sie nach anderen Möglichkeiten der Persönlichkeitsentfaltung gesucht haben und daraus ihren Lebensmut beziehen. In dieser Lage wird eine empfindliche Störung der Lebensqualität durch eine chronische Blasenentzündung zu einem noch größeren Problem als bei leichter Beweglichen. Bei vielen Lähmungskrankheiten sind Nerven der ableitenden Harnwege mit betroffen, sodass Blasenkatheter gelegt werden müssen. Diese an und für sich schmerzlose Maßnahme wird aber weniger angenehm, wenn in dem Restharn, der in der Blase bei dieser Entleerungsart oft zurückbleibt, wahre Bakterienkulturen entstehen. Diese befallen die Harnröhre und machen so das Legen eines Katheters sehr schwierig und schmerzhaft. Hier ist die Kombinationswirkung von bakterienschwächenden Polyphenolen mit der radikalen Ansäuerung des Restharnes ein gutes Mittel, um den Entzündungskeimen den Aufenthalt in Blase und Harnröhre zu verleiden.

Darüber hinaus sind uns einige Fälle aus näherer und weiterer Umgebung bekannt geworden, bei denen Holunderpolyphenolkuren mit konzentrierten Getränken eine deutliche Besserung von Borrelioseinfektionen bewirkt haben. Nachdem Borrelien auch zu den Bakterien gehören, wird der Effekt vermutlich nach dem oben beschriebenen Muster ablaufen. Umfangreiche wissenschaftliche Erhebungen sind mir jedoch noch keine bekannt.

Achtung liebe Leser: Unsere Gewöhnung an die Segnungen der Pharmaindustrie bringt es mit sich, dass jedermann der Meinung ist, bei irgendeinem Unwohlsein oder einer Krankheit sei der Ablauf Arzt – Apotheke – Heilung eine Frage von Tagen, wenn nicht Stunden. Bei Naturprodukten muss man meist mit Wochen rechnen. Gerade aber die Patienten, die mit chronischen Leiden kämpfen, wissen genau, dass auch das Tabletten- und Pillenregiment, das ihren Nachttisch oder ihr Bad bevölkert, keine sofortige Linderung bringt, mögen auch noch so klingende Namen von Chemiefabriken

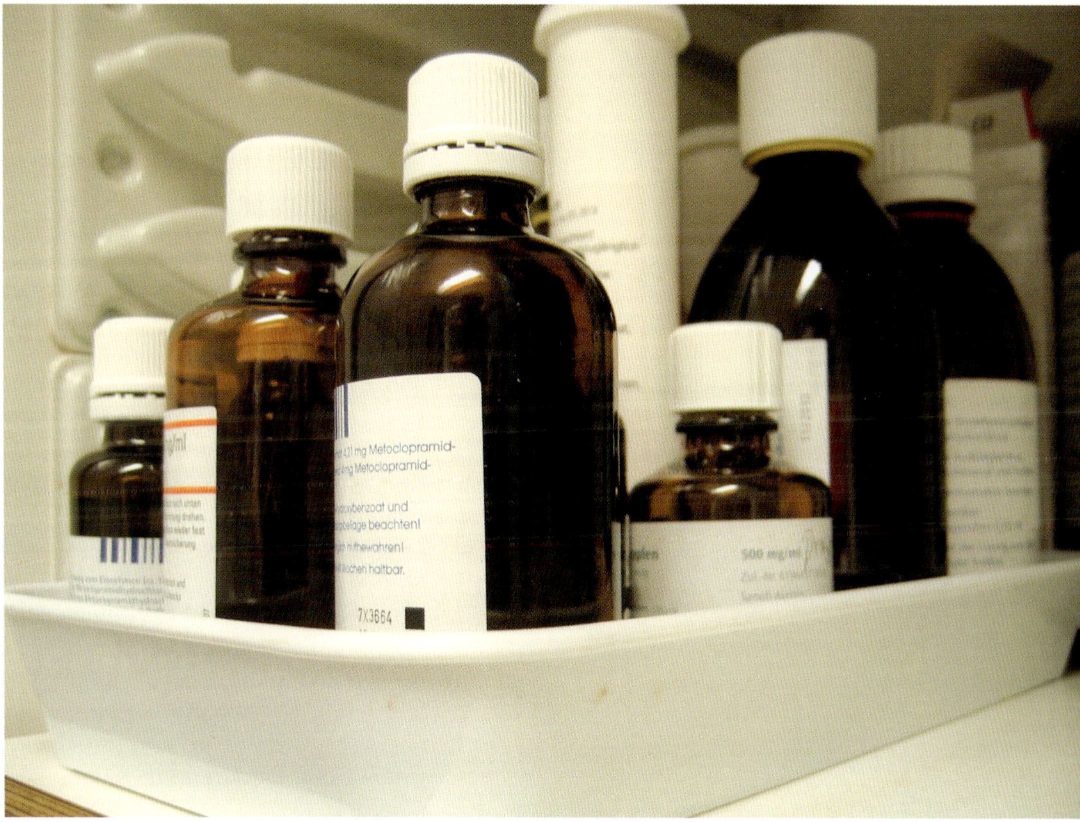

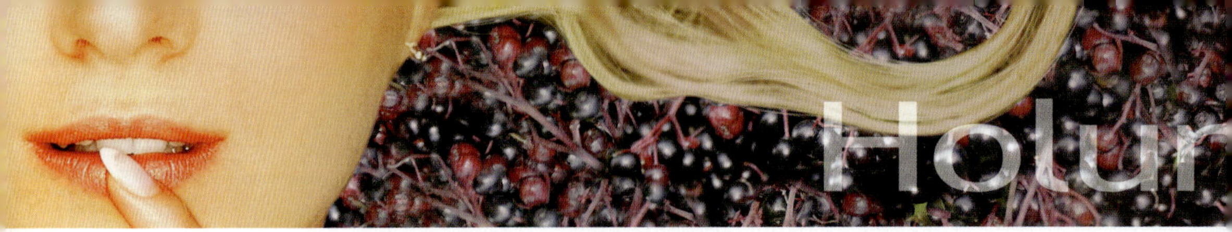

vorne draufstehen. Bei langwierigen Leiden, wie chronischen Blasenentzündungen, zahlt sich der Griff zu einem Naturprodukt allein schon deswegen aus, weil mit Recht vermutet werden kann, dass die Chemie keine nennenswerte Leidensverkürzung im Vergleich zum Pflanzenextrakt bringt, der obendrein noch nebenwirkungsärmer und gezielter wirken kann.

Eine verblüffende Ausnahme davon kommt mir in den Sinn: Meine liebe Kollegin Mihaela Mirela Bratu hat als Pharmazeutin und begeisterter Pflanzenmedizinfan neben vielen Veröffentlichungen über Holunderbiopolyphenole auch eigene Präparate geschaffen. Neben einem Magnesium-Polyphenol-Komplex hat sie den Prototyp einer hoch polyphenolhaltigen Tinktur gegen Mund- und Rachenhöhlenentzündungen entwickelt. Durch Zufall traf ich einen Funktionär einer Beerenverwertungsgesellschaft, der akut an schmerzhafter Gaumenschleimhautentzündung litt. Ich brachte ihm ein Muster der Mundtinktur aus genau den Beeren mit, die er selbst zu verwerten pflegte. Nach einem einzigen Tag war das Leiden weg. In diesem Zusammenhang ist eine Untersuchung erwähnenswert, die besagt, dass Polyphenole die Bakterienart Streptococcus mutans, die zum Aufbau von Zahnbelägen (Plaque) und sogenannten Biofilmen auf den Zähnen beiträgt, hemmen. Durch ihre bakterizide Wirkung schränken Polyphenole die schädlichen Auswirkungen der Bakterien ein und wirken so auch vorbeugend gegen Zahnkaries.

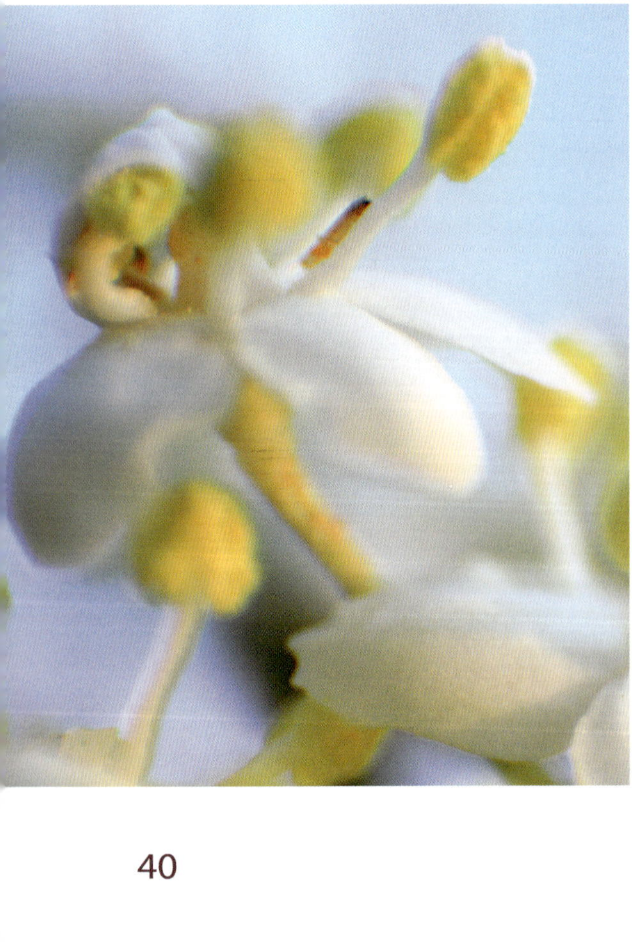

Eine Abkochung von Holunderblüten, gemischt mit Blütenkonzentrat „Holunderhonig“ benannt, gemeinsam mit Lecken an Holunderbeerensirup empfahl schon vor einigen hundert Jahren der bereits erwähnte Dr. Blockwitz gegen Zahnfleisch- und Mandelentzündung.

In jedem Fall aber sollten Sie die Beschreibung des Produktes, das Sie verwenden wollen, zu Ihrem Arzt mitnehmen, ihn über Ihre Absicht informieren und ihn unbedingt über die Bedenkenlosigkeit der Anwendung befragen. Kuren hinter dem Rücken der Ärztin oder des Arztes sind gefährlich. Den Arzt aber als wohlwollenden „Mitwisser" zu haben, bringt viele gute Ratschläge und schnellere Heilung.

Bakterieninfektionen, besonders die der Blase und Harnröhre, wie sie leider bei hunderttausenden Frauen vorkommen, sind durch die Fruchtsäure in vielen Holunderkonzentraten, vor allem aber durch die Störung der Energieübertragung im Bakterium selbst, günstig zu beeinflussen. Die Wirkung gegen Borreliose ist oft spektakulär, jedoch nur in Einzelfällen ausreichend dokumentiert.

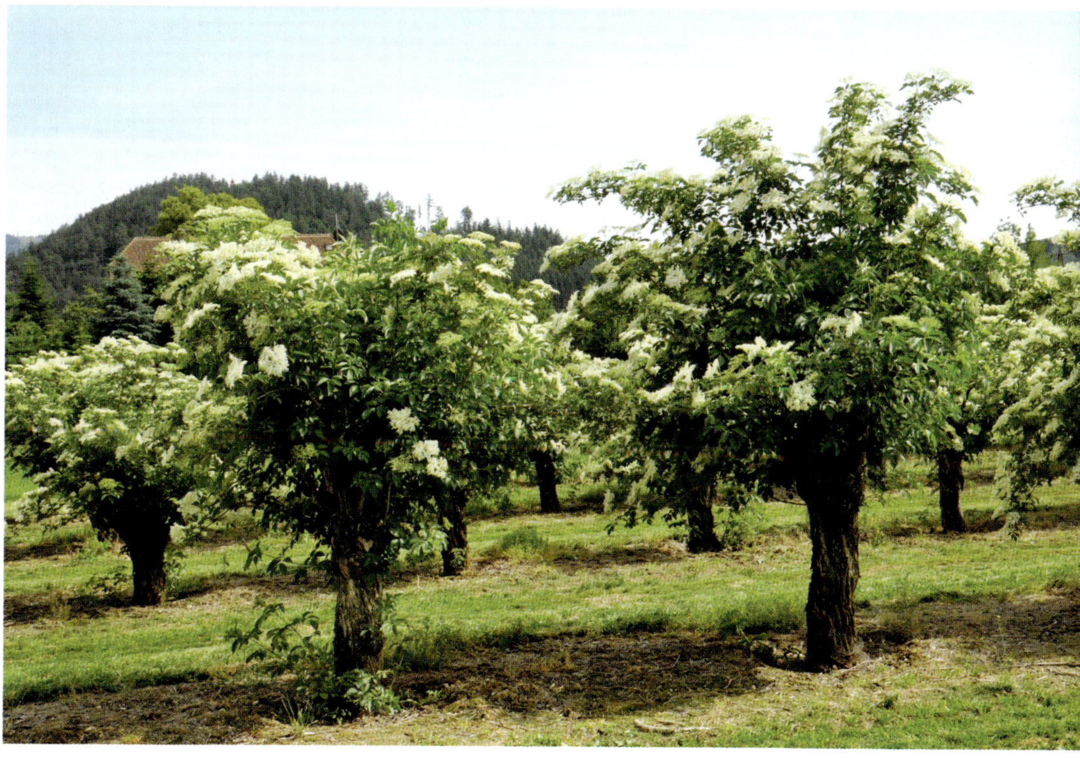

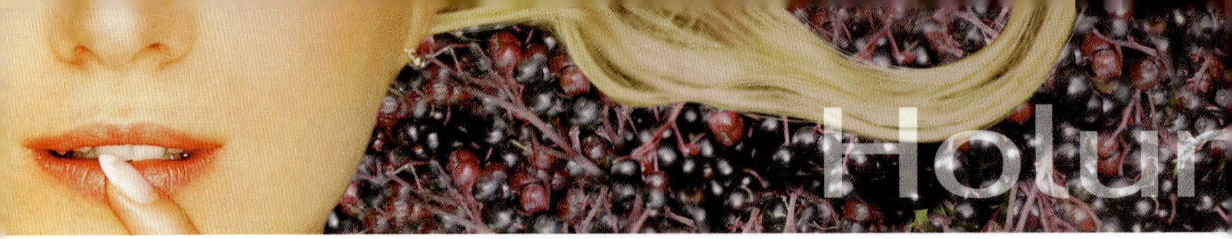

Das schöne Mädchen von Seite eins

In neuerer Zeit werden Holunderkernöle als Bestandteile von Kosmetikpräparaten angeboten. Wie wirken die?

Wirken Holunderpolyphenole auch der Hautalterung entgegen?

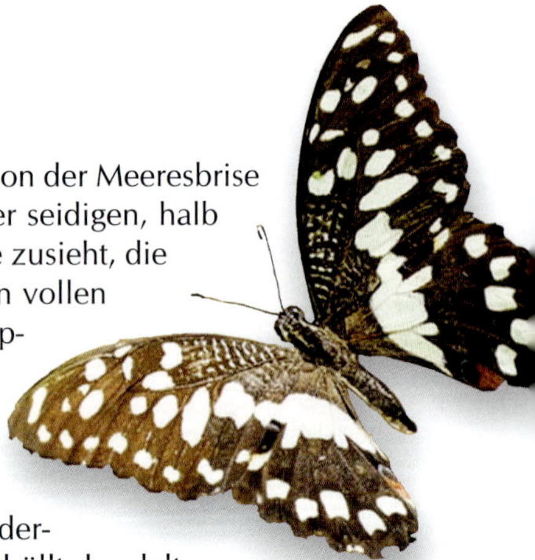

Ein Mädchen mit goldglänzendem Haar, eine Strähne von der Meeresbrise leicht über ihr strahlend blaues Auge geweht, das unter seidigen, halb geschlossenen Wimpern den Reflexen der Abendsonne zusieht, die sich am Wasser spiegelt. Sie saugt mit leicht geöffneten vollen Lippen die kräuterschwangere Luft, von warmen Klippen zurückgeworfen, tief in sich hinein. Und erst ihre Haut! Wie von dunklem, geschmeidigem Gold sind ihre Wangen. In ganz hellem Kupferton schimmern ihre noch leicht vom Bade glitzernden, glatten Arme und ihr schwellendes Dekolletee. Unter dieser wunderschönen prallen Haut, die ihren sinnlichen Körper einhüllt, brodelt es leidenschaftlich:

Ein schier undurchdringlicher Dschungel von biegsamen Röhrenbündeln, lianenartig in allen erdenklichen Stärken ineinandergreifend, wird umspült von gallertartigen Substanzen. Knotige Schläuche mit heiß durchgepumpter Flüssigkeit gurgeln zwischen den grob gefaserten Schlingpflanzen. In deren gegabelten Verzweigungen sitzen pulsierende Bälle, die riesige, schwabbelnde, traubenartige Schwammgebilde ausstoßen, die dann wie gewaltige Raumschiffe in der Gallertmasse zwischen den Lianenwucherungen schwimmen. Manchmal pressen diese pulsierenden Kugeln ganze Lianenstängel aus sich heraus, die sich um die anderen Röhren herum schlingen und sich mit ihnen verbinden, das Dickicht immer mehr verdichtend. Dieses aber wird von gierigen Fresskugeln angenagt; altersschwache Ranken werden vernichtet. In all das schlagen manchmal wie Blitze hochenergetische Entladungen mit Bäume fällender Kraft ein, die meist jedoch von UFO-artigen Partikeln, die schnell durch die Gallerte schwimmen, abgefangen werden.

Wehe aber, unsere sinnliche Schöne hat sich zu lange in die Sonne gelegt, raucht vielleicht noch oder wagt gar zu altern! Dann werden diese energiereichen Entladungen von freien Radikalen zu einem wahren Blitzgewitter, die hauteigenen UFO-artigen Antioxidantien, wie etwa Super-Oxid-Dismutasen, können diese nicht mehr auffangen und neutralisieren, sie zerstören nicht nur das mühsam vernetzte lianenartige Geflecht von Kollagen- und Elastinfasern, sondern aktivieren auch noch die parasitischen Fresskugeln, im Fachjargon Matrixmetalloproteinasen genannt, die sich munter am bald perfekten Zerstörungswerk beteiligen. Dazu kommt, dass bei alternder Haut nicht nur die Faserstruktur durch freie Radikale und deren

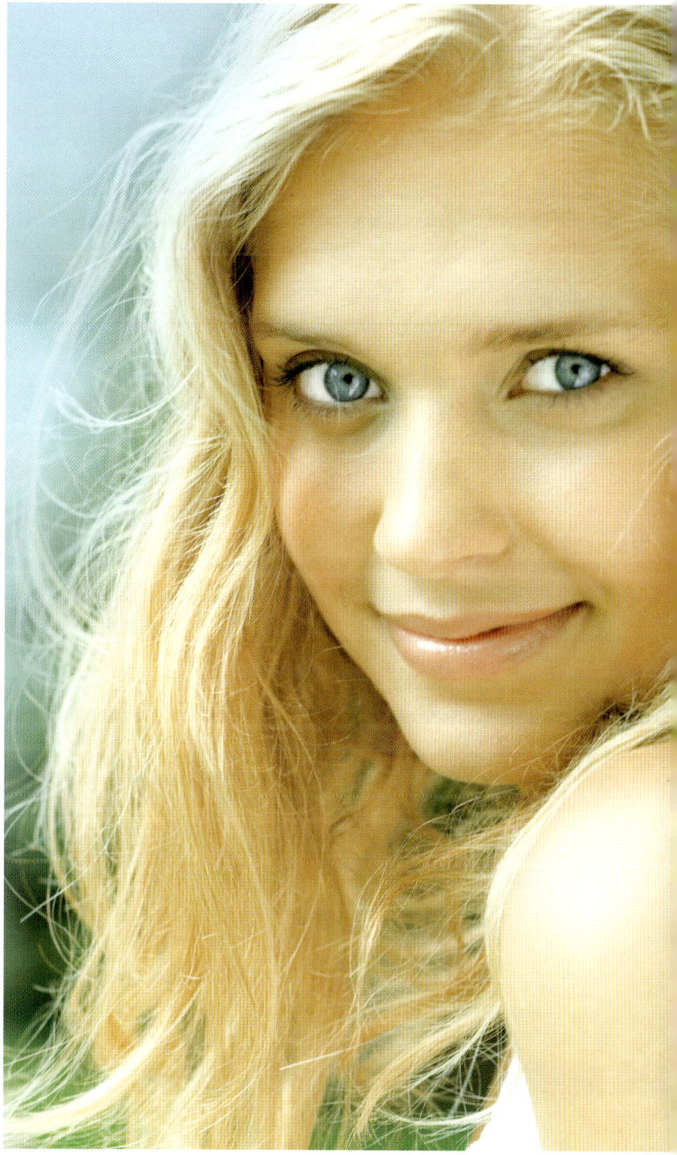

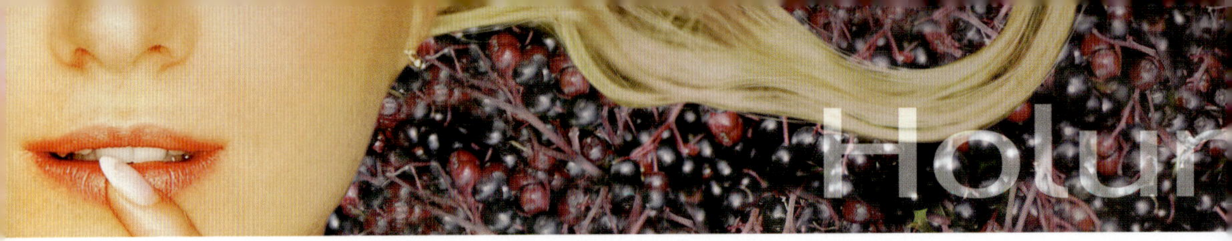

Enzymaktivierungen zerstört wird. Die pulsierenden Bälle, Fibroblasten genannt, die Fasern und Schwammgebilde von wasserspeichernden Hyaluronsäuren bilden, werden immer schwächer, die Wasserspeicherung im Gewebe daher immer schlechter. Die Haut sackt ohne Wasserpolster und mit zernagten Elastin- und Kollagenfasern in sich zusammen – sie sieht alt und runzlig aus.

Das schöne Mädchen von Seite eins ist vorzeitig gealtert.

Die beschriebenen Vorgänge, die sich unter der Hornhaut, der Epidermis, in der darunter liegenden Dermis abspielen, muten wie utopische Szenen an, werden aber in Lehrfilmen, die auf Forschungsergebnissen aufbauen, durchaus so gezeigt. In dieser Dermis, unter der Hornhaut, spielt sich also das Leben der Haut im Wesentlichen ab. Die Hornhaut darüber besteht zum größten Teil aus Hornzellenschichten, die ebenfalls leben und sich teilen, zum kleineren Teil aus abgestorbenen Zellen, die aber noch Schutzfunktion haben. Es liegt deshalb in der Natur dieser Schicht, dass sie eben wie ein Schutzmantel den Körper bedeckt und nur wenig durchlässig ist. Das möchten die Erzeuger der meisten Hautcremes nicht wahrhaben. Oft wird von Porenöffnung durch Massage gesprochen, wobei die immer „wertvollen" Cremeinhaltsstoffe durch eben diese Poren leichter in die Epidermis eindringen sollen. Man vergisst dabei gerne, dass die besagten Poren nicht dazu da sind, um etwas aufzunehmen, sondern im Gegenteil, um abzugeben, nämlich vorwiegend Sekrete und Schweiß.

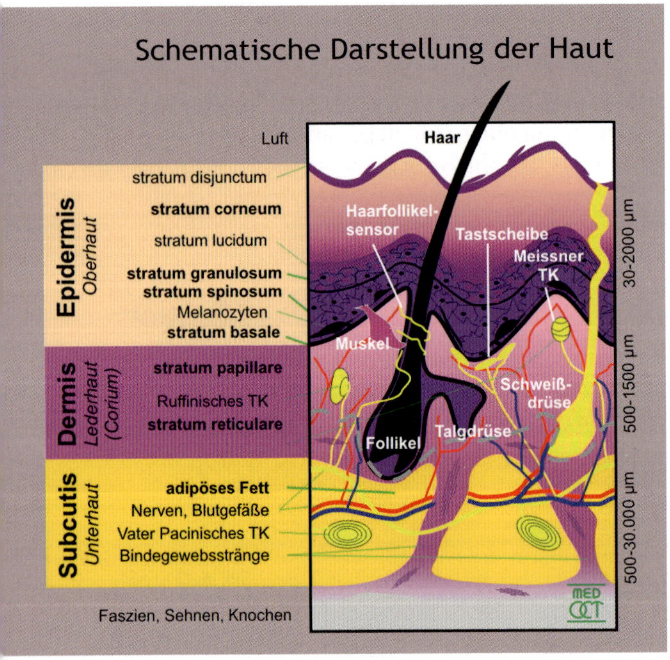

Anders verhält es sich mit den Creme- und Lotionswirkungen, die Hautunreinheiten, kleine Hautrisse und Hautentzündungen lindern sollen. Diese sind in den kleinen Abschürfungen und Wunden quasi vor Ort, heilen das an den Tag getretene Dermalgewebe und flicken wieder Hornhaut drüber.

Genau so wird die Wirkung eines Präparates aus dem Öl der Holunderbeerensamen beschrieben. Ich zitiere den Originaltext aus den Kerndaten zum Holundersamenöl aus dem Internet (www.olionatura.de):

„Dieses Öl hat durch seinen Anteil an α-Linolensäure und Phytosterolen einen entzündungshemmenden und beruhigenden Effekt auf sensible, neurodermitische und Akne-Haut. Die Phytosterole ähneln in ihrer Struktur den hauteigenen Cholesterolen, die zu den wirksamsten Fetten in den Lipidlayern des Stratum Corneums (der Hornschicht) gehören und wesentlich für eine intakte Barriereschicht sind. Sie stabilisieren den Lipidmantel der Haut und machen sie weich und geschmeidig. Holundersamen-Öl ist aufgrund seines Fettsäurespektrums ein leichtes Öl mit niedrigem Schmelzpunkt, das nicht aufliegt, und angenehme, nicht filmbildende Emulsionen für fettende und unreine Haut ergibt."

Hier wird also nicht mit einer unrealistischen Eindringtiefe spekuliert, sondern sogar eine Verbesserung der Barrierewirkung der Hornhaut ins Treffen geführt und die Wirkung gegen Hautunreinheiten hervorgehoben, was seriös ist, besonders wegen der typischen Holunderinhaltsstoffe des Öles.

Dabei ist von Interesse, dass der schon zitierte Dr. Blochwich (bzw. Blockwitz) im 17. Jahrhundert beim Kampf gegen Hautunreinheiten, Aufschürfungen und blauen Flecken empfahl, die in Frage kommenden Stellen mit einem Öl zu behandeln, das einige Tage mit einem Absud aus der grünen Rindenunterschicht und Blüten des Holunders stehengelassen und von Zeit zu Zeit umgerührt wird. Aus heutiger Sicht einsehbar, weil sich die organischen Wirkstoffe der Pflanze besser in Öl als in Wasser lösen und das Öl auch gut auf die Haut aufgetragen werden kann.

Wie aber beeinflussen wir die so wichtige Dermis, das Zentrum der Regeneration und somit auch den Hauptangriffspunkt von Zerstörungs- und Alterungsprozessen?

Erinnern Sie sich an meine Beschreibung der glucksenden Röhren mit heißdurchpumpter Flüssigkeit? Das sind nichts anderes als kleine Blutgefäße, Kapillaren, von denen die unermüdlich produzierenden Fibroblasten, die Regenerationsmaschinen der Haut, versorgt werden: Mit Sauerstoff, mit Hormonen, mit Mineralstoffen, mit Nährstoffen und – wenn wir es geschickt angehen – auch mit Polyphenolen.

Was hindert uns also daran, ein neues Gesamtkonzept zur „radikalen" Hautsanierung zu entwickeln, ein ganzheitliches System, von dem alle wichtigen Schichten der Haut gleichermaßen profitieren?

Wie eine Hand, deren Daumen auf der einen Seite und deren Finger auf der anderen

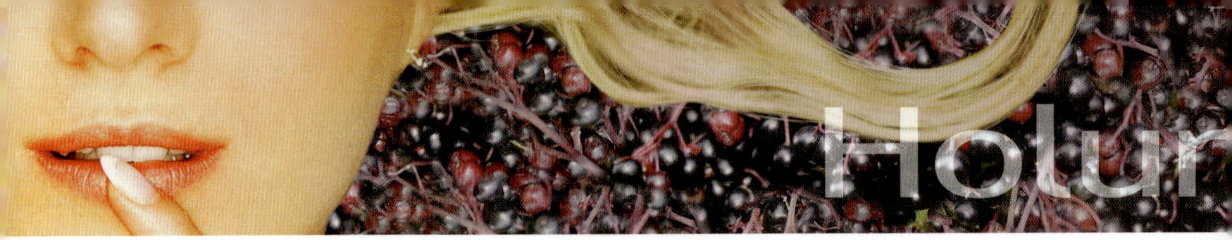

die Saiten einer Harfe zum Klingen bringen (der wunderschöne Vergleich stammt nicht von mir, sondern ist aus James Joyces' *Ulysses*), so bringen wir die Haut von zwei gegenüberliegenden Seiten in wohltätigem Zusammenklang zum Erblühen.

Von außen tragen wir die inhaltsreiche Holundercreme auf, deren Hauptbestandteil mühsam aus den winzigen Samenkörnern der Holunderbeere gepresst worden ist. Diese lindert Hautunreinheiten und Entzündungen, glättet und pflegt die Haut zu samtigem Schimmer.

Die nachhaltige Regeneration, den Schutz gegen UV-Strahlenwirkung, oxidativen Hautstress durch Rauchen und vorzeitiges Altern verleihen wir dem schönen Mädchen durch konzentrierte Holundergetränke, deren Inhaltsstoffe bis in die verzweigtesten Kapillaren der Dermis befördert werden, von wo sie in die Fibroblasten und in das gallertige Zwischenzellgewebe gelangen und nicht nur die Radikalgewitter, die auf Fasern und Hyaluronwasserpolster herniederprasseln, abfangen, sondern auch die körpereigenen Antioxidantien aktivieren. Das bekannte Wort, dass das Strahlen gesunder Haut auch von innen kommt, erhält so tieferen Sinn.

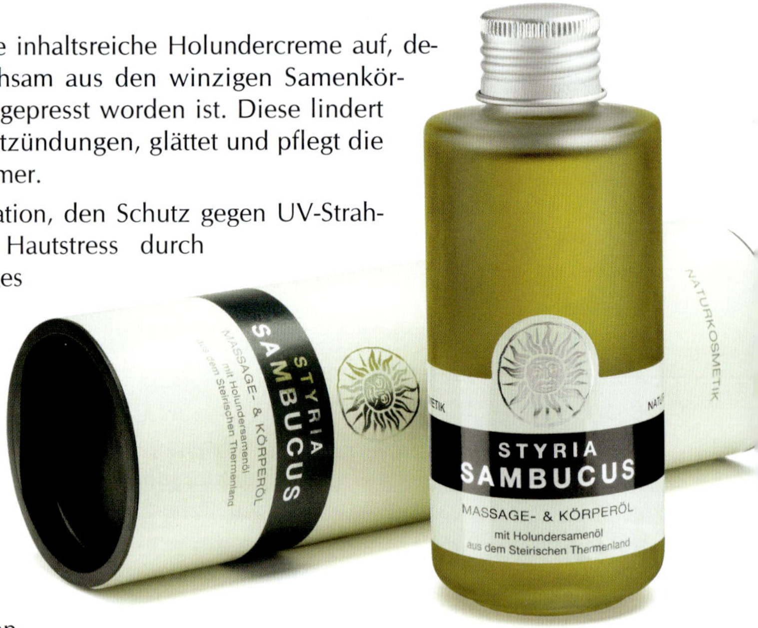

Holunderöl von außen, Holunderkonzentrat von innen, so nimmt man die Feinde der Haut in die Zange.

Holunderkernöle sind besonders bei Hautreizungen und Akne zu empfehlen, weil sie die Hautbarriere stärken. Darüber hinaus wirken Polyphenolgetränke der Hautalterung entgegen. Beide gemeinsam nehmen Hautschäden von außen und von innen gleichzeitig in die Zange.

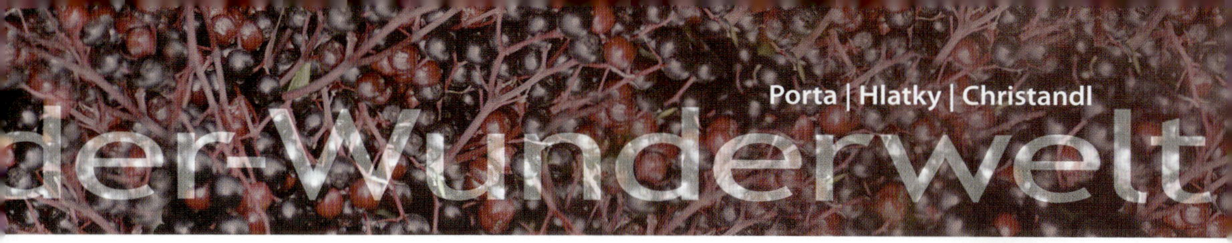

Bringt doch der Storch das Baby?

Stressfrei durch Holunder? Wie wirkt er auf Stress und Belastung?

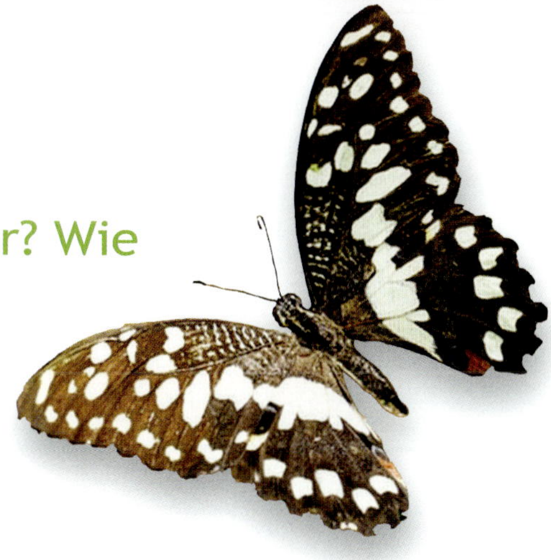

Wenn gegen Mitte August die Temperaturen wieder angenehmer werden, wendet sich in den noch immer lauen Nächten das Männlein dem Weiblein öfter zu, was dann Mitte Mai des nächsten Jahres dazu führt, dass vor dem Haus ein großer Pappstorch steht, mit einem Windelbündel im Schnabel, auf dem der Name des Neuankömmlings in triumphalen Lettern prangt. Tatsächlich fällt die Rückkehr der Störche aus Afrika mit der gestiegenen Bevölkerungsvermehrung zeitlich schön zusammen. Würde man Statistiken über Storchenankunft und Menschleinankunft erstellen, wären die Übereinstimmungen sehr deutlich. In Wahrheit war es dem Männchen im Juli zu heiß. Das ist der Grund, warum man statistischen Zusammenhängen nie und nimmer ein Ursache-Wirkungs-Prinzip unterschieben darf, wie es Uninformierte, Politiker oder andere Schelme gerne tun. Statistiker bezeichnen solche Zusammenhänge als Scheinkorrelation.

Warum diese Einleitung?

Vor etwa sechs Jahren entstand in unserer Arbeitsgruppe eine Doktorarbeit über den Zusammenhang von Stress und freien Radikalen beim Menschen. Darauf aufbauend konnte die junge Dissertandin in einem Artikel im amerikanischen *Life Sciences Magazin* nachweisen, dass Fette und Proteine in unserem Körper durch freie Radikale umso stärker angegriffen werden, je aufgeregter wir geatmet haben, je mehr Energie wir umsetzten, je mehr Säure wir produzierten, je saurer unser Blut also war.

Der nahe liegende Schluss daraus wäre natürlich: Wenn Du Dich ärgerst, nimm Holunderpolyphenole, dann ärgern sich die freien Radikale noch mehr und Du bist sowohl Ärger als auch Radikale los!

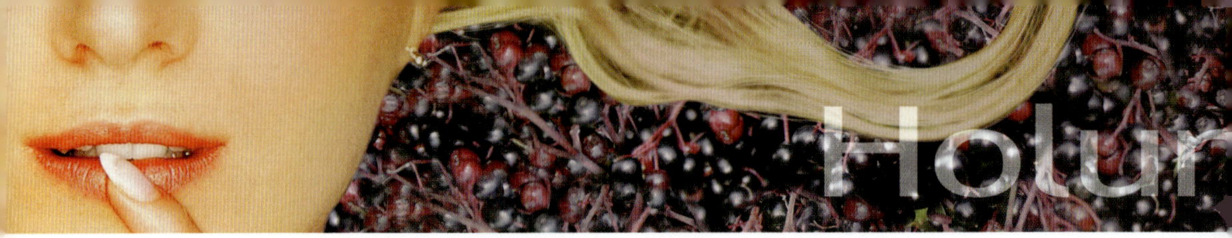

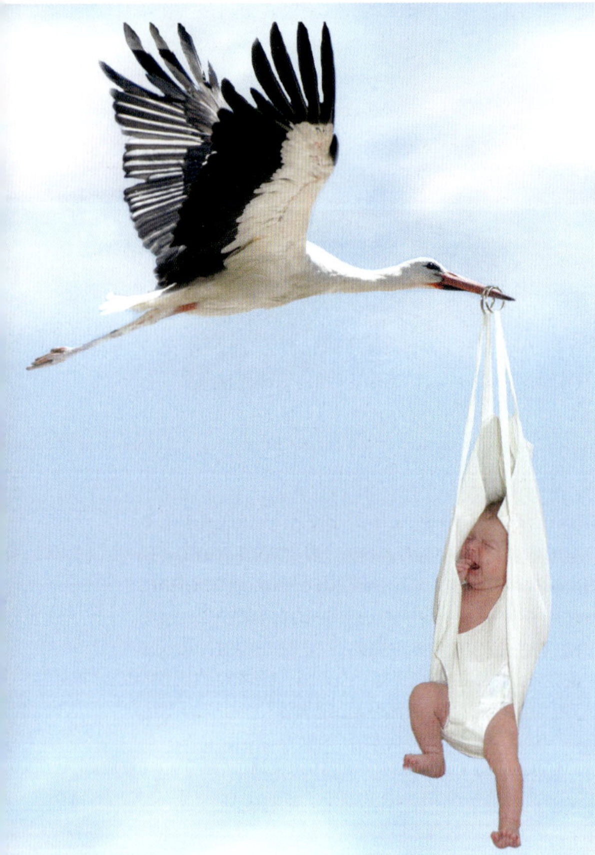

Aber ein anderes Problem dieser Untersuchung hat uns nicht losgelassen. Wenn wir mehr überschüssige schädliche Radikale produzieren und so immer mehr Stoffwechselsäuren durch Stress entstehen, könnte dieser Säureüberschuss dann nicht durch polyphenole Radikalfänger verringert werden? Könnten wir sozusagen den Babyboom verhindern, indem wir die Störche fangen? Gelingt das, dann wäre aber nachgewiesen, dass unsere „Störche" wirklich etwas mit den Babys zu tun haben.

Die Bedeutung eines solchen Befundes wäre groß. Bisher war es jedem klar, dass Säureproduktion, Atemgeschwindigkeit und andere Stresszeichen eigentlich nur dann aufhören, wenn wir die Belastung beenden. Nun aber liebäugeln wir mit der Möglichkeit, durch Holunderpolyphenole die Anzahl der freien Radikale drastisch zu verringern und erwarten dadurch im Umkehrschluss eine positive Wirkung auf unsere Stresswerte. Die Zerstörung der Radikale sollte also den gesamten Stoffwechsel positiv beeinflussen, ihn beruhigen.

Wir suchten deshalb nach Informationen, ob der Zusammenhang zwischen Radikalzunahme und Säureanstieg im Blut vielleicht tatsächlich auf einer Ursache-Wirkung-Beziehung beruht, einen Schluss, den man rein mathematisch nicht ziehen darf und für den man deshalb zusätzliche Argumente braucht.

Da kam uns der Entschluss des Personals einer sehr renommierten Erholungsklinik in Maria Wörth am Wörthersee sehr zustatten, das auch einmal mit holunderreichen Polyphenolpräparaten – wie die zahlenden Gäste – behandelt werden wollte, um die oxidative Belastung während einer sehr anstrengenden und arbeitsreichen Zeit von etwa acht Wochen zu verringern. Während ich diese Zeilen schreibe, bekomme ich gerade eine E-Mail, dass unser Bericht über diese Behandlung in einer deutschen wissenschaftlichen Zeitung gedruckt werden wird. Es hat sich nämlich herausgestellt, dass die mit Polyphenolen ausgestattete Gruppe des Personals tatsächlich wesentlich geringere Stoffwechselbelastungen zeigte als die mit einem Scheinmedikament behandelte. Der hohe Arbeitsaufwand während der Untersuchungsdauer wurde von der mit Polyphenolen behandelten Gruppe wesentlich und beweisbar leichter weggesteckt als von den Unbehandelten.

Ein sehr überraschendes Ergebnis.

Es wird noch einige Zeit dauern, um die genauen Mechanismen, die daran beteiligt sind, zu untersuchen. Schon jetzt aber kann man sagen, dass die Holunderpolyphenole besonders auf die Blutgefäße, die von den während der arbeitsreichen Zeit erhöhten Stresshormonen chronisch verengt werden, eine deutlich erweiternde Wirkung haben. Das allein schon senkt den Blutdruck, schont das Herz und hebt das Wohlbefinden. Normalisierter Blutdruck normalisiert aber auch den erregten Stoffwechsel und trägt dazu bei, alle von uns gemessenen günstigen Stresswertveränderungen zu erklären.

Es war eine recht aufwändige Untersuchung vonnöten, um zu zeigen, dass die Verminderung von freien Radikalen vorwiegend durch Holunderpolyphenole auch belastungsbedingte Stoffwechselverschlechterungen bessern kann. Der Zusammenhang zwischen Stoffwechsel und Radikalabbau besteht also nicht nur mathematisch, sondern eine Radikalverminderung ist tatsächlich eine der Voraussetzungen für einen besseren Stoffwechsel unter Belastung. Als ein Beispiel für eine Vielzahl von Befunden sei die Atemfrequenz angeführt. Die Unbehandelten, Belasteten brauchten dreimal so viel abgeatmetes Kohlendioxid (CO_2), um die im Dauerstress gebildeten Säuren zu kompensieren, wie vor den acht Wochen Belastung. Die mit Holunderpolyphenolen Behandelten, genauso angestrengten Mitarbeiter der Klinik zeigten hingegen keinen Unterschied zu der Situation vor der Belastungszeit.

Andere erstaunliche Konsequenzen aus diesen Beobachtungen werden vermutlich erst langsam ins Bewusstsein der Therapeuten dringen. Wir müssen aus einer Untersuchung, bei der die Auswerter selbst erst nachher erfahren haben, wer behandelt worden war und wer nicht – und bei der die „Patienten“ selbstverständlich nicht wussten, ob sie ein echtes oder ein Scheinpräparat erhalten hatten – den Schluss ziehen, dass Polyphenolgaben nicht nur die überschießenden freien Radikale einer belasteten Person deutlich vermindern, sondern tatsächlich den Stressstoffwechsel günstig beeinflussen.

Unsere Alchemisten sind jedoch bei Stress noch ein bisschen hilflos. Erschöpfungs-

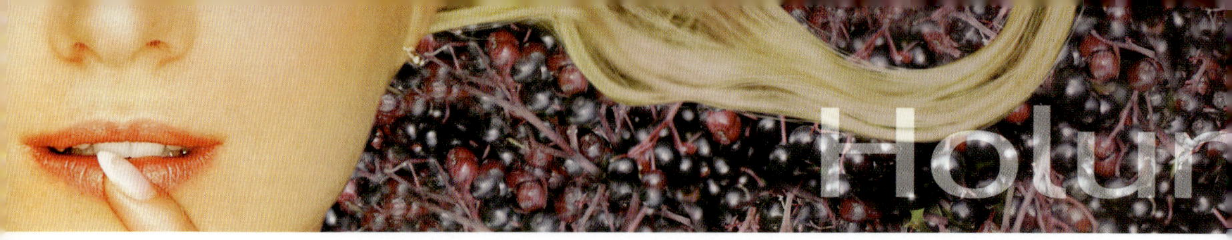

erscheinungen bekämpfen sie, die *„als moderne Ärzte doch viel gebildeter sind als die Alten“* (Zitat aus dem Jahr 1677, an dem man sieht, dass wir Menschen zu allen Zeiten hochmütig waren), mit einem aus Weiden- und Holunderzweiglein zusammengeflochtenen umzuhängenden Kreuzchen, dessen Wirkung *„sie sich als Akademiker(!) auch von Zweiflern nicht ausreden lassen wollen“*. Besser scheint uns Heutigen ein Getränk aus gemahlenen Holunderbeerkernen, die sie als *„granorum actes“* bezeichnen, gemeinsam mit Hollerblütenextrakt, Gewürznelken, Zimt, Rosmarin und Rosenwasser zu wirken, das anregende und radikalfangende Substanzen enthält.

Dass der Therapeut auch hier nicht dem Jucken in der Hand nach noch konzentrierteren Antioxidantien in Form von Monosubstanzen wie Vitamin C oder E nachgeben darf, sondern unbedingt bei den vom Testsystem Natur vorgegebenen Substanzgemischen und vernünftigen Konzentrationen bleiben soll, wird das nächste Kapitel zeigen. Es geht um den Blutdruck und – psst, psst – um Lust und Liebe.

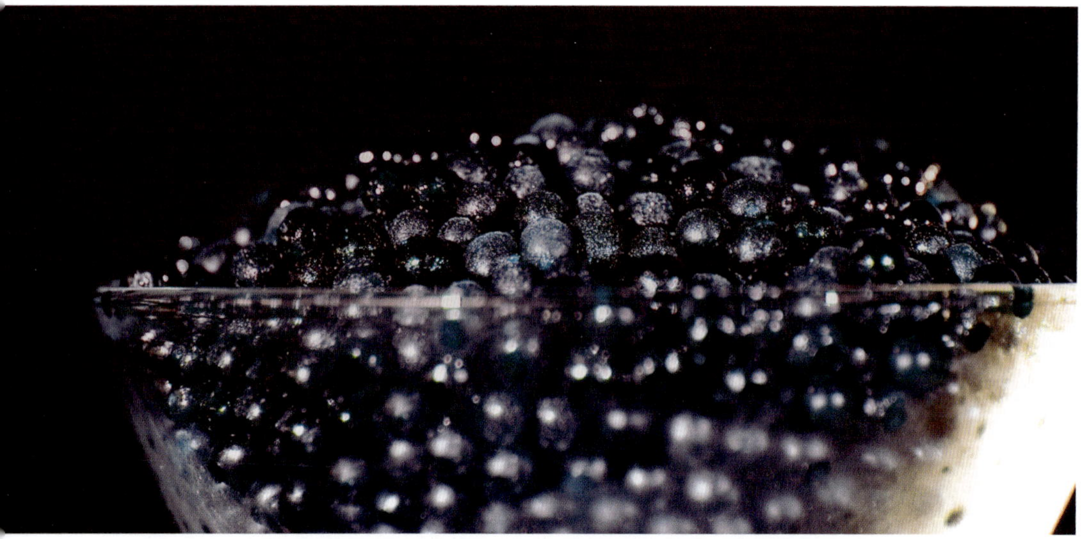

Stress vermindert sich automatisch, wenn man die Belastung senkt, weil er nichts anderes ist, als die Antwort des Körpers auf Reize. Die Radikalbelastung senken Hollerpolyphenole nachweislich, was sich ebenso nachweislich auf eine Verminderung von Stresshormoneffekten auswirkt.

Das Herz und die Hose

Es gibt die Meinung, dass Holunder schlecht fürs Herz ist. Wenn man zwei Flaschen Hollerkonzentrat am Tag trinkt, kann es zu schnellerem Herzschlag kommen. Ist das schlecht?

Wie groß ist der Einfluss auf den Blutdruck – und auf die Libido?

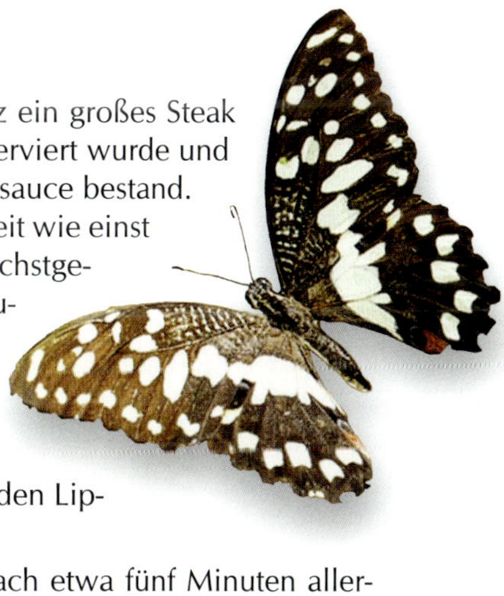

Mein Firmling war ein Klassiker. Zuerst fraß er in Florenz ein großes Steak und darauf eine Eiskreation, die in einer halben Ananas serviert wurde und aus unzähligen Kugeln mit Schlagobers und Schokoladensauce bestand. Seine Äuglein blitzten vor Vergnügen, als er die Köstlichkeit wie einst die Kohlen in eine fauchende Dampflokomotive mit Höchstgeschwindigkeit in sich hineinschaufelte. Als er sich zu guter Letzt zum Ananasfruchtfleisch durchgewühlt hatte, entdeckte er dort eine kleine braune Stelle. Der höflich um uns schwirrende Kellner wurde aufmerksam, entzog ihm mit toskanisch-eleganter Handbewegung die letzten Süßspeisenreste und kehrte mit einer Entschuldigung auf den Lippen und einem neuen Ananas-Eisberg zurück.

Wieder hub es an: schaufel schaufel, schling schling. Nach etwa fünf Minuten allerdings wurde das bis dahin so heiter blinkende Auge matt, der Atem schwer und die Haut blass. Eine schnelle Flucht in die gekachelten Nebenräume der Trattoria verhinderte eine Katastrophe am Tisch. Der Magen war wieder leer, der Nachmittag gerettet.

Wir lernen daraus nicht nur, dass Firmlinge fressen bis sie platzen, wie die Fettfresszellen, die in unserer Beschreibung der Arterioskleroseentstehung eine Rolle spielten,

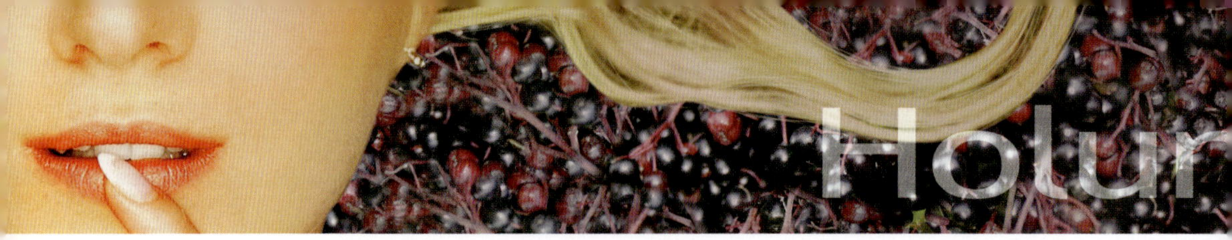

sondern vor allem, dass unser Organismus auf die Zufuhr prinzipiell willkommener Substanzen nur so lange positiv reagiert, wie ihm nicht zu viel des Guten zugemutet wird. In diesem Fall kehrt er sein Verhalten aus purem Selbstschutz einfach um. Nachdem wir alle die letzten Zeilen des vorigen Kapitels sorgfältig gelesen haben, ahnen wir, worauf ich hinaus will.

Das sehr bekannte amerikanische Wissenschaftsblatt *Journal of Hypertension*, das sich vorwiegend mit Bluthochdruck beschäftigt, veröffentlichte einige widersprüchliche Artikel über die Wirkung von Polyphenolen auf den Blutdruck. Einmal wies ein Autor nach, dass entweder gar nichts passieren würde oder der Blutdruck sogar anstiege, ein anderer Wissenschaftler beobachtete hingegen einen deutlichen Druckabfall nach Polyphenolgaben. Die Erklärung dafür scheint mir genau im Verhalten meines Firmlings zu liegen. Es existiert nämlich an der Innenseite unserer Blutgefäße ein Regulationssystem, dessen Zentrum eine äußerst wirksame Substanz, nämlich das Endothelin ist. Bei gesunden Menschen sorgen Flavonoide, eine Untergruppe der Polyphenole, über eine Verminderung dieses Endothelins, das übrigens hundertmal effektiver die Gefäße verengt als das Stresshormon Noradrenalin, und über Stickstoffmonoxid (ein freies Radikal, wen wundert's noch?) für eine Erschlaffung der dortigen Muskulatur und damit für eine drucksenkende Gefäßerweiterung. Aber aufgepasst: Eine zu hohe Dosierung der Polyphenole kann in der Produktionskette des Endothelins genau den gegenteiligen Effekt hervorrufen. Dann ziehen sich die Blutgefäße zusammen und der Blutdruck steigt. Es ist also so wie beim Firmling, wenn es zu viel wird, dreht sich die Reaktion um. Dieses Zuvielwerden ist abhängig von der individuellen Situation des Anwenders. Da haben gerade Pflanzenauszüge, die man regelmäßig zu sich nimmt, den Vorteil, dass man bei sich selbst die Effekte nachprüft und je nach Reaktion die Dosis des Saftes verändert. Es sind in diesem Zusammenhang – selten aber doch – Pulsschlagerhöhungen beobachtet worden, die bei größeren Mengen von Polyphenolen aufgetreten sein sollen. Ich kann mir gut vorstellen, dass der Körper auf deutlicheren Druckabfall mit einer höheren Herzfrequenz reagiert. Man sollte also im Auge behalten, dass Blutdruck-Regulations-Systeme durch Holunderpolyphenole – abhängig von der Ausgangssituation und der Konstitution der Konsumentin oder des Konsumenten – auf entgegengesetzte Art beeinflusst werden können. Sie können diese Reaktion sogar zu Ihren Gunsten ausnutzen, indem Sie bei der Einnahme von Hollerkonzentraten etwas genauer in Ihren Körper hineinhorchen.

Bei den üblichen vorgeschlagenen Dosierungen von maximal einer Flasche Holler-Konzentrat pro Tag ist jedoch eher eine Gefäßerweiterung mit Blutdrucksenkung zu erwarten.

Nachdem wir nun den Einfluss der Polyphenole beim Endothelinmechanismus verstanden haben, beginnen wir unzüchtig auf die auch von hochklassigen wissenschaftlichen Zeitschriften publizierte gefäßerweiternde Wirkung zu schielen.

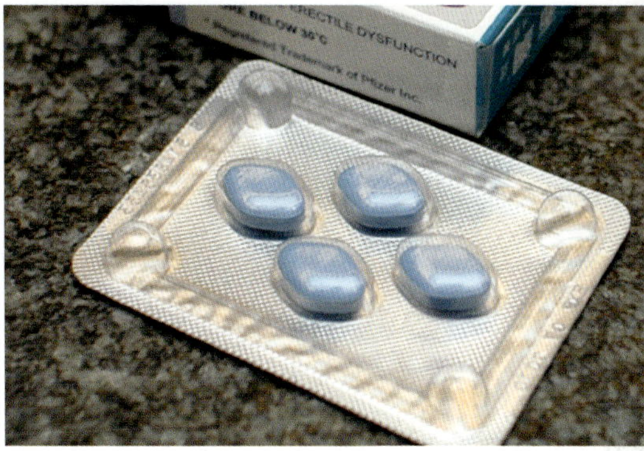

Alle bekannten luststeigernden Tabletten beinhalten nämlich solche gefäßerweiternden und damit die Durchblutung steigernden Komponenten als einen ihrer Hauptwirkstoffe. Bei uns Männchen ist der Effekt einsehbar, der Blutschub in den Unterleib, der, wie Böswillige sagen, das männliche Hirn in gewissen Situationen außer Kraft setzt, ist besonders im Strandbad klar erkennbar. Diffiziler ist da die Wirkung der Gefäßerweiterung bei den Damen. Aber auch bei ihnen wird die Schleimhaut der Geschlechtsorgane viel besser durchblutet, was durchaus zu sehnsüchtigem Blinzeln in Richtung des bereits gefäßerweiterten Männchens führen kann. Einen klar positiven Effekt hat die Gefäßerweiterung bei reiferen Frauen, bei denen diese Durchblutung nachgelassen hat, was eine gesunde Sekretproduktion behindert und damit unter anderem aus Angst vor Schmerzen die Lust auf Intimitäten einschränkt. Das *Journal of Hypertension* spricht – allerdings im Rattenversuch – schon von gefäßerweiternden Wirkungen nach einer Kurzzeitanwendung, in diesem Fall von Rotweinpolyphenolen. Das bringt den Nachrichtensender CNN auf seiner Website auf die Idee, dass ein Achtel Rotwein unglaublich erotische Wirkungen hätte. Ich rechne nach und komme auf etwa 40 mg Polyphenole in schwerem Rotwein pro Achtel Wein. Diese kleine Menge, die von Holunderspezialgetränken um das Fünf- bis Zehnfache übertroffen wird, kann den behaupteten Effekt nicht haben. Schon deswegen nicht, weil kein Männlein mehr die teuren blauen und gelben Tabletten kaufen würde. Obendrein hätten die südsteirischen Buschenschanken dann schon längst zu Erotikzentren ausgebaut werden müssen oder der Rotweinkonsum wäre nur in geschlechtergetrennten Trinkhallen durchzuführen.

Die „steinharten Erektionen", wie sie das Internet nach Einnahme von zweifelhaften Polyphenolpräparaten hoch und heilig verspricht, sind sicher genauso übertrieben wie das trieberregende Achtel Rotwein.

Zwar wird schon von Dioskurides empfohlen, eine Abkochung von Holunderstängeln und Wurzeln in Wein – die sogar Schlangenbisse kurieren soll – zur „Öffnung der Vulva" ins Badewasser zu schütten, wobei gekochte, neue und zarte Holunderblätter

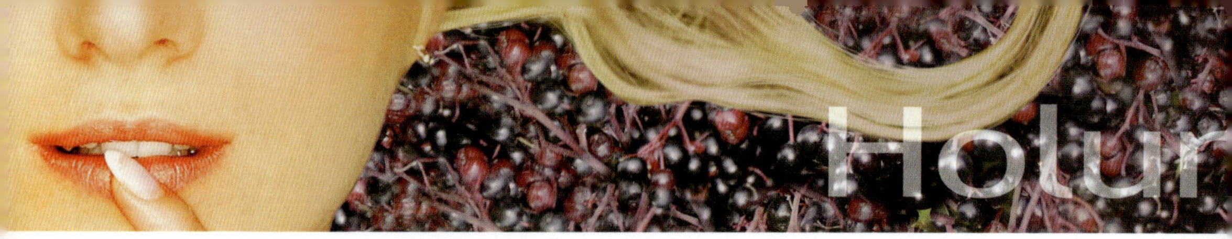

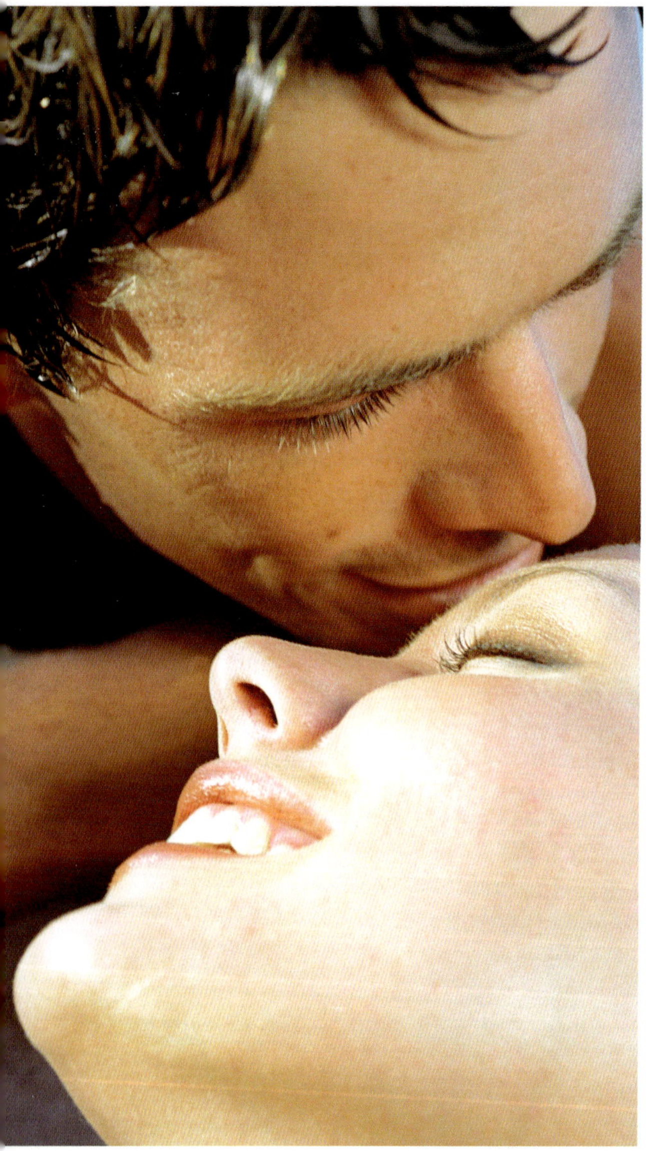

Entzündungen der weiblichen Geschlechtsorgane lindern sollen, wahr und bewiesen ist aber ganz sicher die günstige gefäßerweiternde Wirkung, die – von Person zu Person verschieden – recht klare Resultate haben kann.

So wie die Aspirinwirkung nur dann deutlich spürbar ist, wenn man entweder Kopfweh oder Fieber hat, so ist sicherlich auch die lustweckende Gefäßerweiterung besonders bei denjenigen deutlicher, die Bedarf danach haben. Werden Sie also, liebes Mädchen, doch ein bisschen misstrauisch, wenn Ihr Anbeter mit stier auf Ihre wohlgeformte Gestalt gerichtetem Blick im steirischen Vulkanland eine Flasche Hollerkonzentrat nach der anderen in sich hineinschüttet. Wetten Sie still mit sich, was zuerst steigt: Blutdruck oder Liebeslust.

> Meist senkt ein Holunderkonzentrat den Blutdruck durch Gefäßerweiterung, hohe Konzentrationen können ihn gelegentlich auch steigern. Dieselbe Gefäßerweiterung kann – bei „Bedarf" – durchaus zur Steigerung der Libido führen, was, zum Unterschied von diversen Tabletten, bei beiden Geschlechtern wirken sollte.

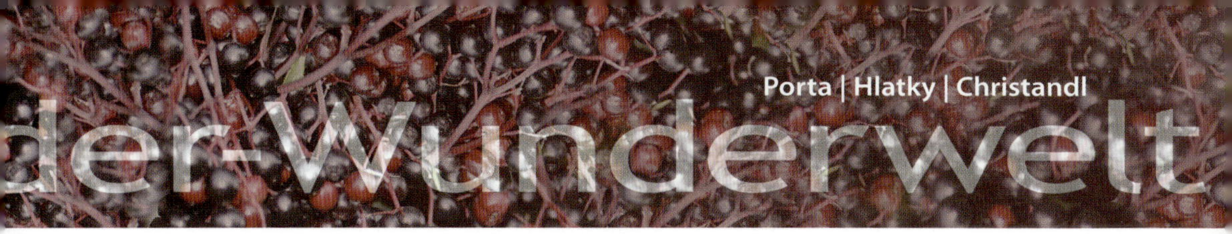

Holunder und Krebs

Kann Holunderkonzentrat bei einer Chemotherapie eingesetzt werden?

Wirkt er gegen Krebs?

Gegen welchen Krebs?

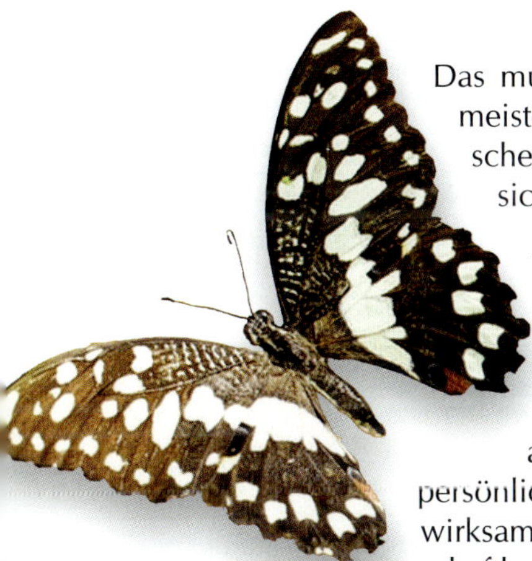

Das muss wohl ein Textabschnitt werden, der sich von den meisten anderen durch die Abwesenheit von Humor unterscheidet, der aber trotzdem eine optimistische Botschaft in sich tragen sollte.

Zunächst einmal sei sehr deutlich darauf hingewiesen, dass es derzeit noch keine große Studie am Menschen gibt, die die Wirksamkeit von Polyphenolen auf das Krebswachstum zweifelsfrei beweisen konnte.

In die gleiche Kerbe, nämlich in die der Anwendung am Menschen, schlägt mein wichtigstes Bedenken. Ich persönlich glaube wirklich, dass Biopolyphenole wesentlich wirksamer sind als bisher angenommen wurde, der Wissenschaftler in mir verlangt aber Beweise. Besonders vor dem Hintergrund von völlig unverantwortlichen Pflanzenkuren, wie sie von verängstigten und verzweifelten Krebspatientinnen und -patienten sogar in meiner unmittelbaren Umgebung bis zu einem unschönen Ende durchgeführt worden sind. Ganz absehen will ich vom illegalen Treiben verbrecherischer Gauner und Mörder, die ihren Klienten vom Arztbesuch abraten und sie sehenden Auges in einen unnötigen Tod schicken.

Wir sind uns also, liebe Leser, von Anfang an einig: Ein Krebsverdacht gehört ohne Umschweife dem Arzt vorgetragen.

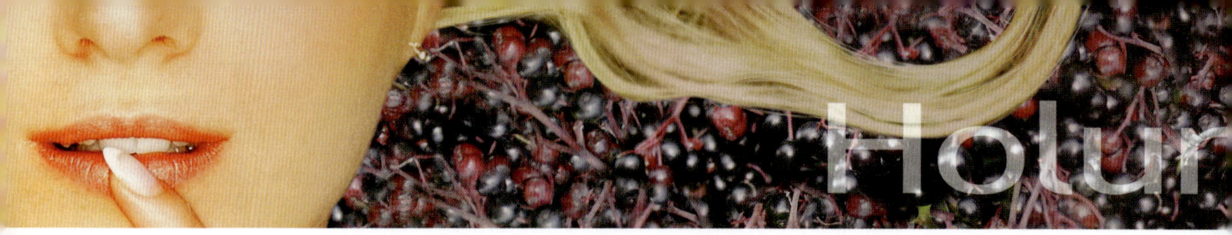

Auf diesem (hoffentlich) soliden Untergrund aufbauend können wir nun, geläutert von Einbildung und Selbstmedikation, einmal in die Wissenschaft hineinschauen, was sie mit heutigem Datum zum Thema zu sagen hat.

Da wären einmal gewisse Konvolutstudien, die Metaanalysen und die genormten Großuntersuchungen, die alle aus dem verständlichen Drang heraus entstanden sind, möglichst Zufallsbefunde zu vermeiden, die durch zu kleine Stichproben entstanden sein könnten. Ein in den meisten Fällen löbliches Unterfangen. Einige Einwände müssen aber erlaubt sein. Wie groß eine Studie auch sein mag, ihre Ergebnisse hängen immer von der Eingangsfragestellung ab. In meiner nächsten Umgebung haben sich Freunde und Kollegen an einer Großuntersuchung beteiligt, die die Wirkung einer vorbeugenden Substanz für eine gewisse Krankheit an der Zahl der Todesfälle gemessen hat – statt an der Krankheitsausbruchsrate. Obendrein wurden – damals aus Kostengründen – vorwiegend osteuropäische und GUS-Institute eingebunden, deren Untersuchungskompetenz vorher kaum bekannt war und von denen ich aus eigener Erfahrung weiß, wie mit den endlosen Formblättern, die solche Forschungen begleiten, umgegangen wird. Das Ergebnis wurde danach in westlichen Wissenschaftsgremien diskutiert und als Entscheidungsargument für oder gegen die in Frage stehende Substanz verwendet.

Diese etwas ausführliche Kritik dient vor allem dazu zu zeigen, dass auch die korrekte Anwendung wissenschaftlicher Methoden auf einen Großversuch hinterfragt werden kann.

Es ist daher nicht völlig von der Hand zu weisen, dass gerade die Wirkuntersuchung eines Substanzgemisches, wie es Pflanzenextrakte nun einmal sind, längere Zeit und einige solcher Großuntersuchungen in Anspruch nehmen wird. Hier ist etwas Geduld gefragt.

In recht aufwändigen Tierversuchen hat es sehr wohl deutliche Resultate gegeben. Ratten etwa wurden mit menschlichen Tumorzellen beimpft und dann mit Polyphenolen, besonders mit Catechingemischen, behandelt. Dabei zeigte sich, warum Polyphenole Tumorzellen bekämpfen können, wie *Science Daily*, das sehr angesehene FASEB-Journal, im Jahre 2010 zitiert. Es wird offensichtlich über einen kombinierten Effekt dieses Pflanzenextraktgemisches ein DNA-Signalweg gestört, der die Vermehrung von Zellen des Prostatakarzinoms fördert; eine Störung, die auch sehr negativ auf die Bakterien-DNA wirkt. Nicht nur dieser SphK1/S1P genannte Weg wird unterbrochen, auch ein Andockpunkt für Informationen des Lungenkarzinoms, genannt 67LR, wird stark beeinträchtigt, wie der nicht minder angesehene *New Scientist* schreibt.

Dieser 67-LR-Rezeptor ist übrigens auch bei der Creutzfeld-Jakob-Krankheit und am Rinderwahnsinn beteiligt, einer Seuche, die dadurch entstand, dass wir Rindern Schlachtabfälle mit Heuparfüm verfüttert haben. Weil aber ähnliche Signal- und Rezeptorsysteme nicht nur beim Prostatakarzinom, sondern auch bei anderen Krebsarten wie gewissen Lungenkrebsarten, Magenkarzinomen und Melanomen vorkommen, wird man auf weitere Forschungsergebnisse gespannt sein müssen, wobei sich unter den Großstudien sogar schon die eine oder andere mit positiven Resultaten findet.

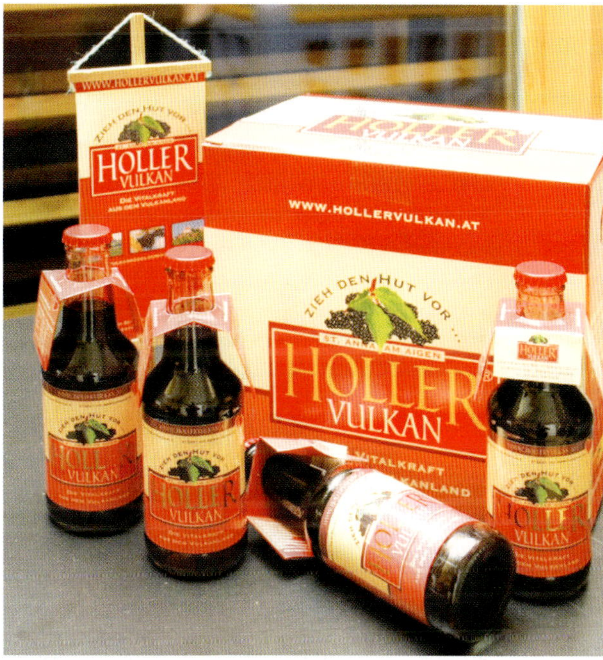

In diesem Sinn sind wohl auch die positiven Fallberichte von antibakterieller Wirkung – die auch in amerikanischen Wissenschaftszeitungen als „antibiotisch" bezeichnet wird – zum Beispiel bei Borrelioseerkrankungen zu verstehen, aber auch mehrere günstige Berichte von Krebspatienten aus dem Umfeld von Holler Vulkan.

Gerade in den letzten Jahren hat sich auch noch eine weitere wesentliche und optimistisch stimmende Wirkung der Polyphenole auf Krebszellen herausgestellt: Polyphenolgemische fördern einen Vorgang im Tumor, den wir „Apoptosis" nennen. Diese Apoptosis ist nichts anderes als ein kontrollierter (fast hätte ich geschrieben „Konkurs") Zelltod, etwas also, was auch ganz normale Körperzellen durchführen, bevor sie von neueren verdrängt werden, oder wenn einfach das Leben zu Ende geht. Dieses kontrollierte Sterben wird ebenfalls von Übertragungssignalen der Zelle gesteuert, von Schlüsselelementen wie Caspasen und bcl-2-Genen, was uns zwar in unserem Verständnis nicht viel weiterbringt, aber zeigen soll, dass tatsächlich recht detaillierte Erkenntnisse vorliegen. Die Tumorzelle beteiligt sich über Polyphenolvermittlung also aktiv an einer Selbstzerstörungskaskade. Der Prozess der Entstehung einer Krebszelle aus einer gesunden Zelle wird umgekehrt. Das hat, wie man sich leicht vorstellen kann, besonders in der Krebsprävention Bedeutung, weil dieser Vorgang tausende Male am Tag in unserem

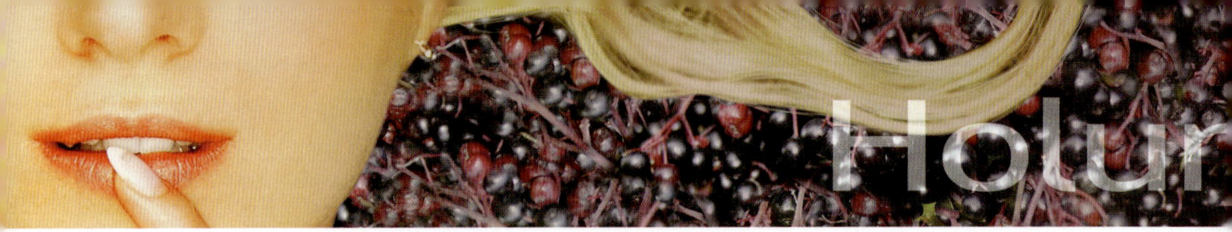

Körper vorkommt und gerade vielleicht dieses eine Mal mit hilfreicher Unterstützung der Holunderpolyphenole doch noch funktionieren könnte, wenn es ohne sie vielleicht nicht mehr gegangen wäre.

Der nahezu einheitliche Ratschlag, Holunderpolyphenole während einer Chemotherapie nicht einzusetzen, dürfte zum großen Teil auf ihre Radikalfängereigenschaft zurückzuführen sein. Es geht bei Chemotherapien einfach darum, die Zellen zu vergiften, wobei man davon profitiert, dass Krebszellen auf Grund ihres anders gearteten Energieumsatzes anfälliger für Gifte sind als gesunde. Es mag durchaus sein, dass freie Radikale in dem Vergiftungsprozess eine Rolle spielen, also würde man durch Polyphenol bedingten Radikalfang die Giftwirkung und damit die Wirkung der Chemotherapie abschwächen. Während man Krebszellen killt, muss man also wohl auch einen erhöhten Anfall von Radikalen in Kauf nehmen.

Das zweifellos aktuelle Problem der Dosierung von Holunderkonzentraten bei den angeführten Krankheiten kann man am besten in Zusammenwirken mit dem Arzt lösen, der aus den Blutproben, die er zu den Untersuchungsterminen entnimmt, einen Einfluss auf die Erkrankung erkennen kann und gemeinsam mit dem Patienten die weiteren Maßnahmen besprechen wird. Glauben Sie, liebe Leser, bitte nie, Sie müssten hinter dem Rücken des Arztes agieren. Ein guter Hausarzt oder Spezialist ist Ihr Scheinwerfer im Dunkel des Therapieweges, ohne ihn tappen Sie herum und stürzen ab. Eine intakte Verbindung mit dem Arzt gibt auch einem Behandlungserfolg eine ganz andere Tragweite und kann sogar, durch Weiterempfehlung des Arztes, günstig auf andere Patienten wirken.

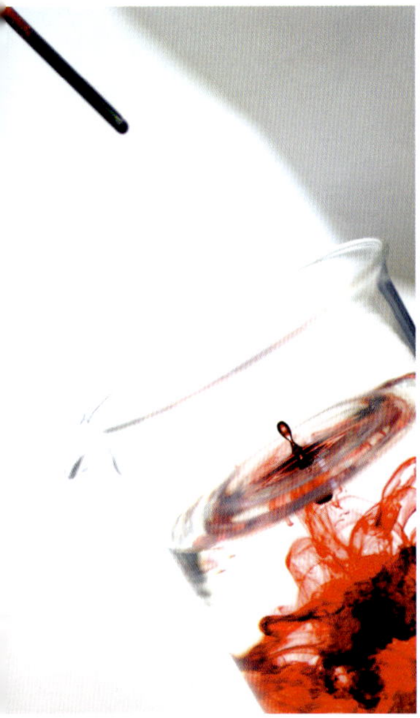

Obwohl vorwiegend Ergebnisse von Tierversuchen und von Untersuchungen an Zellkulturen vorliegen, zeigt es sich, dass Polyphenole an der Einschränkung der Entwicklung verschiedenster Krebsarten, wie Lungenkarzinom, Prostatakrebs und Magenkrebs, beteiligt sind. Nicht nur über die Blockade von Tumorerbmasse, sondern auch über die Förderung des kontrollierten Zelltodes von Tumorzellen wirken Polyphenole auf die Zerstörung von Tumorzellen. Während der Chemotherapie sollten sie allerdings aus heutiger Sicht nicht eingenommen werden.

Fieber, Schnupfen, Husten – das Elend der Grippezeit

Wirkt Hollerkonzentrat bei Problemen mit den Bronchien und beim Immunaufbau?

Wirkt Holunder bei Halsweh und Schnupfen?

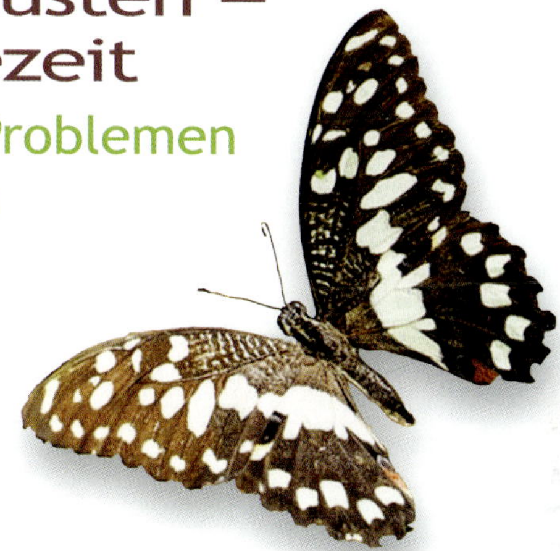

Ein ungustiöser, schmierig nasser Haufen von zerknüllten Papiertaschentüchern türmt sich neben dem leeren Wasserglas, das Aspirin-Brause enthalten hatte. Ein erschöpfender Dämmerzustand hüllt mich ein, der selbst das Lesen zur Qual macht. Schlafversuche werden durch keuchendes Husten unmöglich gemacht – Grippe.

Kaum eine Wirkung hat den Holunder so bekannt gemacht, kaum eine Wirkung ist von unseren Vorfahren so intensiv genutzt worden, wie der überaus positive Effekt in der Vorbeugung und Bekämpfung von grippalen Infekten. Das zaudernde Wort „grippaler Infekt" deutet schon eine gewisse Hilflosigkeit der Diagnose an. Die Definition, Grippe sei eine Krankheit des Atmungssystems, hervorgerufen durch Grippeviren, ist kaum hilfreicher. Vor allem deswegen, weil sich, wie wir alle wissen, die Grippeviren fast schon im Jahresrhythmus verändern und so Schutzimpfungen recht schwierig machen. Dazu kommt die gewinnträchtige Panikmache der Pharmaindustrie, die uns bis jetzt auf sündteuren, nutzlosen Impfstoff- und Mundschutzhalden gegen Schweine- und Vogelgrippe sitzen lässt, die den Staat zig Millionen gekostet haben. Deshalb sind Grippeepidemien noch immer faktisch unkontrollierbar. Natürlich ist Impfung immer dann unbedingt anzuraten, wenn man den Impfstoff gegen den gerade aktuellen Stamm vorrätig hat, weil viele Leben damit gerettet werden und Leiden vermieden wird. Die Verwendung etwa von Amantadin, wie es in einigen Staaten versucht wird, geht über eine rein symptomatische Therapie zwar hinaus, ist aber nur als Vorbeugung und Therapie von einem einzigen Erreger, nämlich dem Grippevirus A, geeignet.

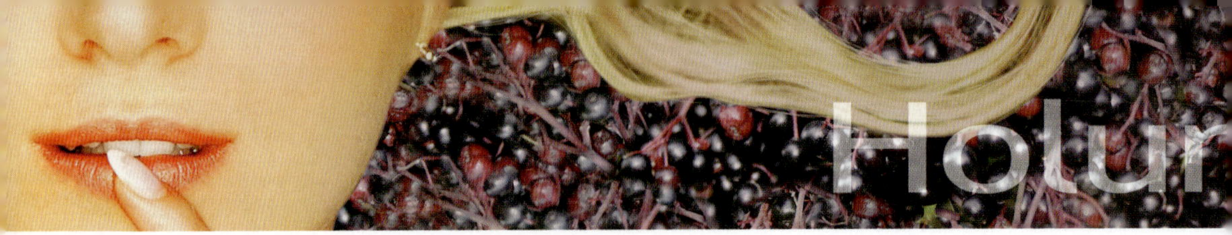

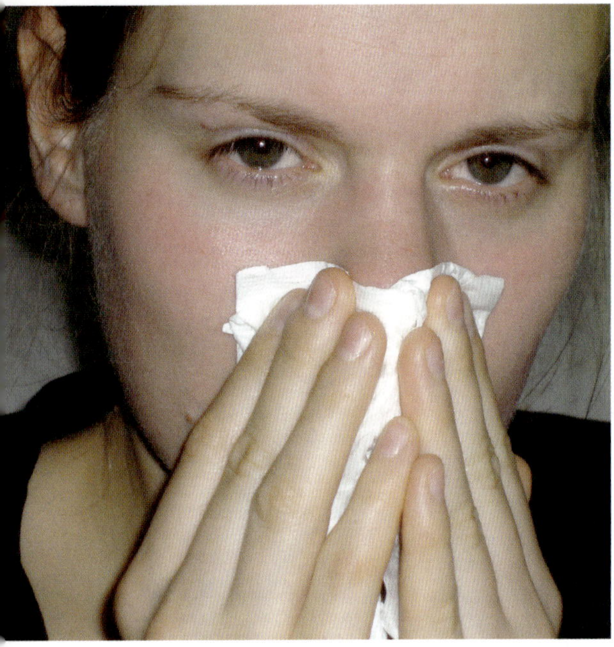

Gerade die noch nicht sehr erfolgreiche Jagd nach dem Grippevirus, der in immer anderen Verkleidungen und Gestalten dem endgültigen Zugriff entkommen kann, verleiht der Anwendung von Holunderpolyphenolen in Vorbeugung und Therapie wieder die Bedeutung, die in der Euphorie von Schutzimpfung und Antibiotikatherapien gegen sekundäre Bakterieninfektionen (gegen Viren sind sie nutzlos) eine Zeitlang in den Hintergrund getreten ist.

Man muss nicht gleich zum hustenlindernden Rezept der Alten greifen, das sogar gegen blutigen Auswurf wärmstens eine Kombination von geriebenen Krebschenschalen, gemahlenen Holunderbeerkernen und getrocknetem und pulverisiertem „Judasohr", einem Pilz, der auf Holundersträuchern wächst, empfiehlt.

Immerhin sind es nur die Krankheitssymptome eines sonst gesunden und starken Organismus, die in der Einleitung beschrieben werden. Ganz anders und viel drastischer schaut es aus, wenn das Opfer der Grippeviren gekränkelt hat, gealtert ist oder sonst wie überbelastet war. Wir selbst haben zum Beispiel vor einigen Jahren Ratten über Stunden in Plastikröhren gehalten, in denen sie sich nicht bewegen konnten. Der durch diese Bewegungsunfähigkeit entstandene Stress war unglaublich. Noch nach Tagen antworteten die Tiere beim geringsten Reiz mit überhöhten Stresshormonausschüttungen und erzeugten so in ihrem Körper immer neue Folgebelastungen.

Ein chinesisches Team hat dieses Experiment nun erweitert und bewegungsgehemmte Mäuse vorher mit Grippeviren infiziert. Es zeigten sich bei den eingesperrten und mit dem Grippevirus H1N1 infizierten Tieren deutlich höhere Sterberaten und krankheitsbedingte Komplikationen als bei freilaufenden, ebenfalls mit den Viren infizierten Mäusen.

Behandelt man jedoch die infizierten und eingesperrten Mäuse mit Biopolyphenolen, so steigt die Anzahl der Virenbekämpfungszellen, zum Beispiel die von Immunozyten oder die aus der AIDS-Forschung bekannten T-Helferzellen, deutlich an und ebenso steigt die Vernichtungswirkung von körpereigenen Viren-Killerzellen. Gleichzeitig verringert sich die Anzahl der durch die Krankheit im Übermaß produzierten freien Radikale drastisch, was den Heilungsprozess weiter beschleunigt.

Das sind starke Hinweise auf eine gute vorbeugende und die Heilung beschleunigende Wirkung von Holunderpolyphenolen. Und das besonders bei grippeinfizierten Alten, chronisch Belasteten oder chronisch Kranken, die wegen der sich addierenden Beeinträchtigungen von Vorbelastungen und Infektionen ein wesentlich höheres Streberisiko in Grippezeiten haben.

Texanische Wissenschaftler aus Knoxville haben darüber hinaus herausgefunden, dass Polyphenolextrakte aus Früchten den Virengehalt von künstlich infizierten Zellen sehr deutlich senken, wobei interessanterweise nicht nur H1N1-Grippeviren, sondern auch ganz verschiedene Virenstämme, wie etwa H3N2 und H5N1, bekämpft werden konnten. Sehr wahrscheinlich stören die Pflanzenpolyphenole eine Art Virenhaut, die aus Zucker-Eiweiß-Verbindungen besteht, und sind so für Grippeviren unterschiedlichster Art schädlich.

Am Fritz-Loeffler-Institut für Immunologie in Erlangen war sogar ein deutlicher Effekt von Biopolyphenolen auf den Vogelgrippevirus H7N7 zu sehen. Infizierte Mäuse, die mit den Polyphenolen behandelt worden waren, zeigten keinerlei Krankheitszeichen, keine Veränderung der Bronchien und kein Fieber.

Untersuchungen am Menschen gibt es selten. Natürlich ist es unethisch, sonst gesunde Menschen zu Testzwecken mit gefährlichen Erregern zu infizieren. Bereits Erkrankte aber kann man auch nicht gut zu ebendiesen Testzwecken die eigentlich vorgeschriebene Behandlung verweigern, nur um Polyphenolwirkungen zu erproben, auch wenn diese bereits jahrhundertelang in der Volksmedizin angewandt wurden. Es ist in unser aller Interesse, dass hier ein bereits anerkanntes Heilmittel eingesetzt werden muss. Deshalb sind Holundereffekte oft schwer von Medikamentenwirkungen abzugrenzen, weil die Patienten beides gleichzeitig zu sich nehmen.

Meist ist es daher die vorbeugende oder lindernde Wirkung, die als erste auffällt. Diese vielgestaltigen Beurteilungsschwierigkeiten sind es denn auch, die uns darüber nachdenken lassen, wie wir in Zukunft an eine Polyphenoltherapie herangehen sollen.

Obwohl es nur wenige Studien am Menschen gibt, zeigt sich im Tierversuch, dass Polyphenole eine deutliche virenzerstörende Wirkung haben, deren Mechanismus man zu verstehen beginnt.

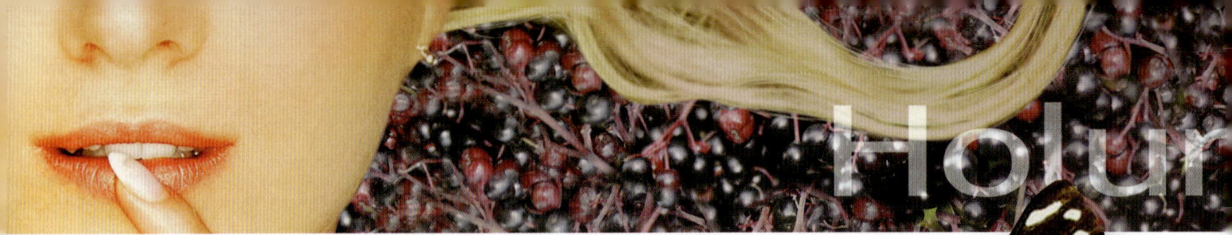

Holunderanwendung in neuem Licht

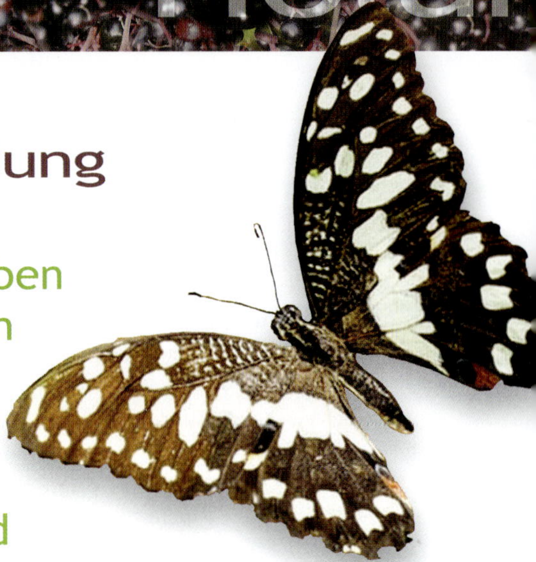

Gibt es genauere Angaben zur Dosierung: Soll man Holunderkonzentrat regelmäßig als Vorbeugung z.B. vor der Schnupfen- und Grippezeit anwenden? Oder erst bei Krankheitsausbruch?

Nicht zuletzt aus finanziellen Gründen werden an die Produzenten von Spezialgetränken mit Holunderkonzentraten immer wieder Fragen nach der Verwendungsdauer herangetragen. Nimmt man zum Beispiel die empfohlene Menge von einer halben Flasche des Holler Vulkan pro Tag, was etwa 1/8 Liter Flüssigkeit ausmachen würde, als Dauerapplikation in Grippe- und Verkühlungsmonaten an, so muss man mit monatlichen Kosten von zirka 60 Euro rechnen. Das ist einerseits eine vertretbare Ausgabe für einen effektiven Schutz, andererseits eine Aufwendung, die sich besonders in einer größeren grippegefährdeten Familie durchaus finanziell zu Buche schlagen kann.

Deshalb haben wir die Vorteile der Daueranwendung denen eines kurartigen Gebrauches über einen kürzeren Zeitraum gegenübergestellt.

Bei dauernder Anwendung eines Holunderkonzentrates werden einem gesunden Organismus auch dauernd Radikalfänger zugeführt. Auf diese neue Komponente wird sich der Körper einstellen müssen. Selbstverständlich werden im Auf und Ab der täglichen Arbeitsbeanspruchung einmal mehr und dann wieder weniger Radikale produziert. Sollte die Belastung streckenweise zu groß werden, ist eine kurartige Verwendung zu empfehlen, weil unerwünschte Radikalanstiege auf Dauer schädlich sind. Genauso ist eine kurartige Verwendung in Grippezeiten zu empfehlen, um auf einen eventuellen Infekt vorzubereiten, ihn zu verhindern oder zumindest die Auswirkungen abzuschwächen.

Es geht bei dieser Verwendungsart, also bei der Belastungsbekämpfung, um die Rückführung des Körpers in den normalen Gesundheitszustand und bei der Infektionsvorbeugung um die Vorbereitung auf den Ausnahmezustand.

So unterschiedlich die Anwendungsgründe auch sein mögen, sie haben beide dasselbe Ziel: Holundergaben sollen die Anstrengung des Körpers unterstützen, den Zustand des Organismus zu verändern: Einmal zur Vorbeugung oder Gesundung und dann zur Abwehr von Viren und Bakterien. Wobei beide Wirkungen oft ineinander greifen.

Anders liegen die Dinge bei chronisch Kranken, geschwächten oder älteren Menschen. Diese brauchen – als bevorzugte Opfer von Viren- und Bakterieninvasionen – eine nachhaltige Stärkung ihrer Abwehrsysteme und ihrer Radikalensituation. Hier ist eine länger dauernde Holunderkonzentratanwendung anzuraten.

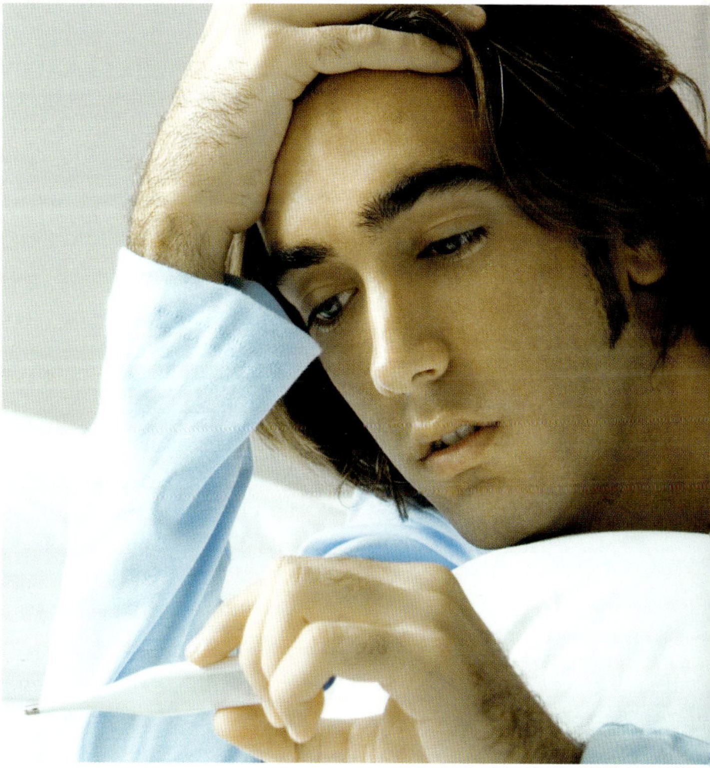

Dabei empfehle ich, zwei Punkte zu bedenken: Einige Fachleute wenden, mit Berechtigung, gegen Holundergetränke ein, dass auch von konzentrierten Säften nur sehr kleine Mengen durch den Darm aufgenommen werden können. Andererseits sind aber die antiviralen, antibakteriellen und Radikal-bindenden Wirkungen nicht nur in Zellkulturen, sondern auch bei Einnahme des Saftes nachweis-

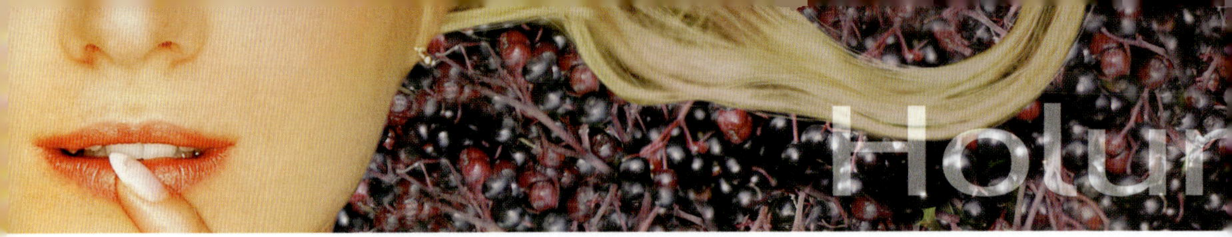

bar, wie wir immer wieder gesehen haben. Der Erfolg von Versuchen, Polyphenole in höheren Konzentrationen durch Aerosole über die große Aufnahmefläche der Lunge einzubringen, ist meines Wissens bisher noch nicht aussagekräftig. Wenn schon kleine Mengen nachweislich und deutlich wirken, sollten wir vielleicht nicht nach dem allzu menschlichen Maßstab des „desto mehr – umso besser" vorgehen, was, wie wir ebenfalls schon gesehen haben, öfters in die Hose gehen kann.

Der zweite Punkt, über den es nachzudenken gilt, ist der, dass noch stärker als bei anderen Medikamenten die Wirkung von Pflanzenextrakten von der Ausgangssituation des Organismus abhängt. Deshalb ist bei verschiedenen Personen nicht immer der gleiche Effekt zu erwarten. Jeder Mensch ist anders und reagiert nicht nur auf die Verabreichung von Pflanzenextrakten, sondern auch auf die von Medikamenten in verschiedener Weise.

Tritt die erwartete Wirkung nicht ein, so sollte man darüber nachdenken, was man denn genau von der Medikation erwartet hat. Es mag durchaus sein, dass bei einer trotz aller Holundervorbeugung ausgebrochenen Grippe der Krankheitsverlauf milder ist. Das soll aber ein mögliches tatsächliches Versagen der antigrippalen Wirkung aus Gründen, die wir zu wenig kennen, keinesfalls beschönigen.

Zur Aufklärung dieser Unsicherheiten wird sich die Wissenschaft in naher Zukunft einiges einfallen lassen müssen. Mittlerweile muss uns wohl die jahrhundertelange Anwendungserfahrung reichen, die von der überwiegenden Zahl von Untersuchern nicht nur bestätigt, sondern auch erweitert werden konnte – und die ja auch im Gesetz berücksichtigt wird.

Wem das alles noch immer zu unsicher ist, dem hilft sicher ein todsicherer Tipp des Alchemisten:

„Man schneide ein vom ersten Sonnenstrahl beschienenes Zweiglein des Hollerstrauches zwischen zwei Abzweigungen sorgfältig ab (unbedingt unter fast unhörbarem Murmeln des im Kapitel über das Holunderbäumchen angegebenen Beschwörungsspruches) und teile es weiter in neun Stückchen. Die nähe man in ein Leinwandbeutelchen, trage sie verborgen auf der Brust und berühre sie nie mehr mit den Händen."

Längere oder kürzere Anwendungen von Polyphenolkonzentraten hängen also davon ab, ob wir uns in Grippezeiten befinden und ob der Patient körperlich bereits vorbelastet oder geschwächt ist.

Ich pflanze mein Holunder-Bäumchen

Wird Holunder gespritzt?
Ist der wilde Holunder besser?
Wo wächst Holunder am Besten?
Ist der steirische Holunder besser?
Wie kann ich Holunder für den Winter haltbar machen?

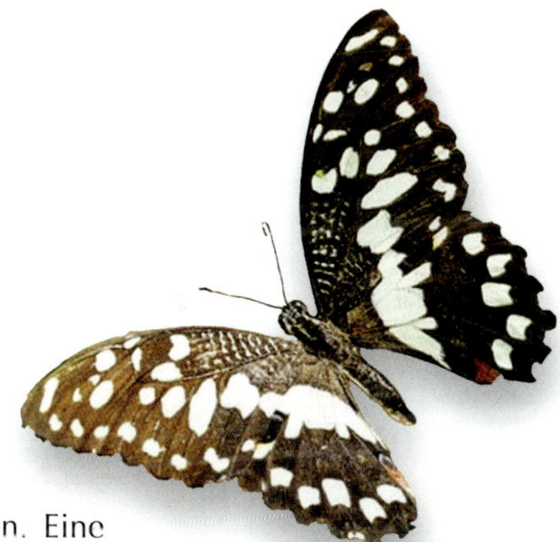

Der Blütenduft vom Hollerbaum
Vor meiner Liebsten Fenster
Umwehet unsern Liebestraum
Und bannt der Nacht Gespenster

Mein Holunderbäumchen pflanze ich im Frühling oder im Herbst. An einem Ort, der feuchte Erde hat, aber wo Wasser trotzdem gut abfließen kann. Eine Quelle, die unter einem Holunderbaum entspringt, soll ja das beste Heilwasser für Augenkrankheiten sein. Ich passe beim Unkrautjäten gut auf, die flachen Wurzeln nicht zu zerstören, lasse mein Bäumchen sonst aber einfach wachsen. Holunderbauern beklagen sich manchmal über Pilzbefall, andere behaupten wiederum, es träten kaum Schädlinge auf. Es liegt vielleicht an der Sorte und der Nutzungsart.

Apropos Sorte: Die gängigste Hollersorte für den professionellen Anbau ist der Haschberg-Holunder, der, wie unten ausführlich dargestellt, in Klosterneuburg aus Wildholunder gezüchtet worden ist. Ist es Zufall, dass sich gerade um die Gründung Klosterneuburgs folgende Sage rankt?

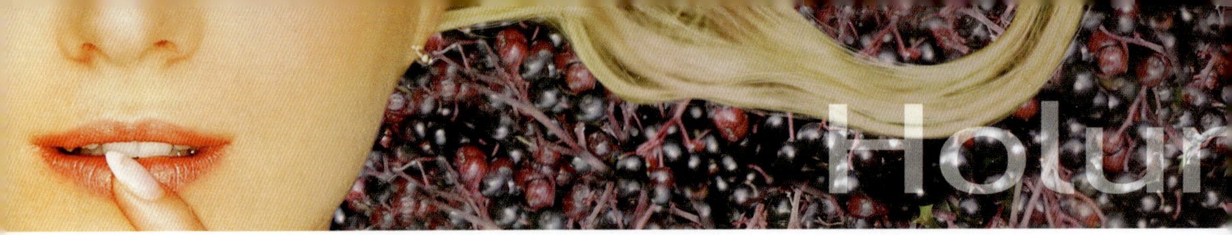

Die Gründung Klosterneuburgs

Auf dem Söller seines Schlosses auf dem nach ihm genannten Leopoldsberge stand Leopold, der Markgraf von Österreich, und neben ihm sein frommes Ehegemahl am achten Tage nach ihrer Hochzeit. In voller Eintracht besprachen die Neuvermählten die Gründung eines Klosters und waren nur noch unentschieden über den Ort, an welchem sie das dem Himmel geweihte Gebäude errichten lassen sollten. Mit einem Male erhob sich ein Windstoß und nahm Agnes den Schleier vom Haupte, ihn durch die Lüfte hoch empor von dannen führend. Die junge Markgräfin war bestürzt über diesen Verlust, denn sie hielt den Schleier sehr wert; der Gatte eilte mit seinem Gefolge in den Wald, nach welchem der Wind den Schleier getragen hatte. Aber sie fanden ihn nicht. Endlich kam er in Vergessenheit und auch die damals besprochene Gründung eines Klosters, obgleich der Markgraf seiner Neuvermählten gelobt hatte, ein solches da zu gründen, wo der Schleier sich finden werde. Acht Jahre waren schon vergangen, als einst Leopold im Walde jagte; da schlugen mit einem Male an einer heimlichen Stelle die Rüden laut an, und als der Markgraf hinzukam, fand er an einem Holunderstrauch den völlig wohlerhaltenen Schleier Agnes' hängen. Ein Wunder hatte ihn durch die lange Reihe von Jahren unversehrt bewahrt und dies bewog den Markgrafen, sogleich zur Erfüllung seines Gelübdes Anstalten zu treffen. Und so erhob sich denn der Sage nach das Stift Klosterneuburg.

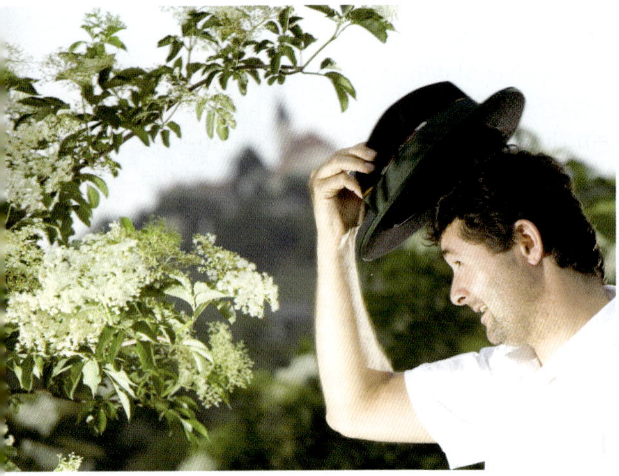

Quelle: Carl Calliano, Niederösterreichischer Sagenschatz, Wien 1924, Band II, S. 27

Mein eigenes Holunderbäumchen aber pflanze ich an einem Ort, an dem ich mich selbst oft ausruhe. Nicht umsonst heißt es bei uns, man solle den Hut vor dem Holunder ziehen. Besonders Zigeuner (die Bezeichnungen Roma und Sinti treffen beileibe nicht das ganze Volk) begegnen der Pflanze ebenfalls mit großer Ehrfurcht. Dem milden Duft blühenden Holunders schreiben sie eine besonders bezaubernde Schlafwirkung zu. Man behauptet auch, dass Zigeuner nach altem Brauch kein Holunderholz verwenden und sorgfältig darauf achten, dass sich auch im Unterzündholz ihrer Lagerfeuer kein solches Holz befindet. Im Internet fand ich eine wirklich schöne und tiefsinnige alte Formel, die gesprochen werden musste, bevor Holz vom Holunderbaum abgebrochen werden durfte:

... Gib mir von Deinem Holze
und ich will Dir von meinem geben
Wenn ich dereinst ein Baum sein werde ...

(aus dem Englischen übersetzt von Sepp Porta)

Wer weiß, ob das nicht ein Zunftgenosse Harry Potters sagte, als er sich das unerlässliche Holunderholz für seinen Zauberstab holte. Oder vielleicht eine an Zahnschmerz leidende Bäuerin, die sich Zahnstocher aus Holunderholz anfertigen wollte, die sie dann nach Gebrauch blutig wieder unter die Rinde des Baumes steckte, mit Harz verschloss und so den Schmerz loswerden wollte. Dabei muss man wissen, dass in den Augen des damaligen Establishments alles, was direkte Heilung außerhalb der quasi „amtlichen" höheren Mächte versprach, nach Teufelszeug roch. Wahrlich „kein Wunder", wenn der Holunderstrauch in diesen Kreisen scheel angesehen wurde.

Ich jedenfalls werde unter meinem Bäumchen schlafen und mich von seinem Duft in Träume wiegen lassen, wie wir es in unserem Buch *Die Kraft der Pause* beschrieben haben. Träume von den Göttinnen, denen unsere Altvorderen den Baum geweiht haben, Träume von der Hulda der Germanen, die bei den Römern Venus hieß.

Beim Durchlesen dieser Zeilen wird mir geheimnisvoll leicht zumute. Ich sehe meine Herzallerliebste und mich in wallend-weißen Gewändern um den sagenumwobenen Busch schweben, Beschwörungen murmelnd, mit den Waldelfen eins werdend.

Ganz andere Gefühle ruft dieser Text bei Johannes Christandl hervor. Er hätte, so spricht er, auch nichts dagegen, mit seiner hübschen Frau herumzucharmieren und unter Holundern zu lungern, das Ganze müsste aber erst einmal mit dem nötigen Knowhow angebaut werden. Obendrein würden ja nicht nur Genussmenschen wie ich vom Holler profitieren wollen, sondern durchaus ärmelaufgekrempelte Macher, die – ganz im Sinne der vorigen Kapitel – ihr Leben nachdrücklich in die eigenen Hände nehmen wollten, die der Industrieberieselung nachhaltig überdrüssig wären und die nur auf gute Ratschläge warteten, um endlich zupacken zu können.

Überwältigt von so viel Energie und „common sense" übergebe ich die Feder des Poeten für das nächste Kapitel einfach an den Fachmann, der trocken, aber überaus nützlich die Fragen nach dem „Wie pflanze ich?", „Was pflanze ich?", „Warum?" und „Wo?" ohne weitere Umschweife beantwortet.

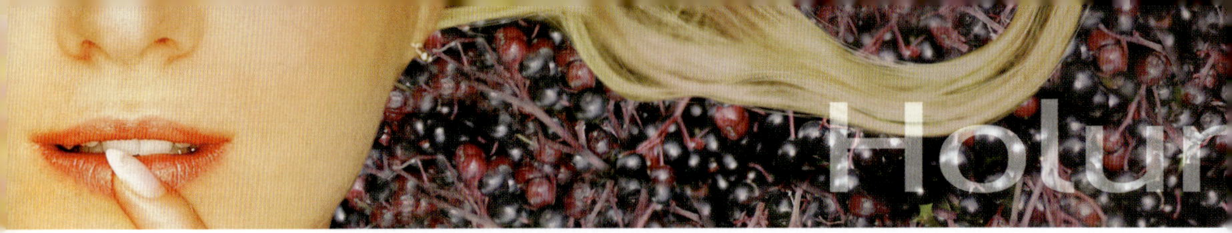

Holunderanbau

Frage eines Journalisten einer bekannten Wochenzeitung beim Anblick der Holunderblüte: „Haben Sie auch schwarzen Holunder oder nur weißen?"

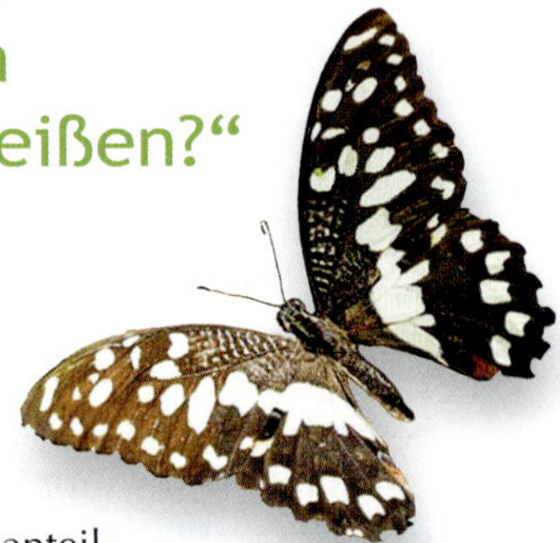

Zuerst einmal etwas Grundsätzliches: Die Steiermark ist das Land mit den größten Anbauflächen, dabei ist St. Anna am Aigen wahrscheinlich die Gemeinde mit dem größten Flächenanteil von Holunderanlagen in Europa. Im Steirischen Thermenland und Vulkanland gedeiht der Holunder besonders gut. Wahrscheinlich ist der magnesiumreiche Boden für den hohen Inhaltsstoffgehalt mitverantwortlich.

Auf 1000 Hektar Anbaufläche werden von 550 kleinen Holunderbauern bis zu 8000 Tonnen Holunder im Jahr geerntet. Der größte Teil wird von der Steirischen Beerenobstgenossenschaft vermarktet. Holunder aus der Steiermark wird weltweit von Amerika bis nach China verkauft. Daneben gibt es noch nennenswerte Holunderanbauflächen in Ungarn. In anderen Ländern, wie z.B. in Deutschland, wird Holunder vor allem regional verarbeitet.

Es gibt Zwergholunder, roten Holunder und schwarzen Holunder. Daneben existieren noch sehr viele Zierholundersorten mit verschiedenfarbigen Blüten und verschiedenfarbigen Blättern. Auch wirklich weißen Holunder mit weißen Beeren gibt es tatsächlich. Bei der Übernahmestelle der Steirischen Beerenobst-Genossenschaft in Ilz sind ca. 20 verschiedene Sorten gepflanzt. Kultiviert wird aber ausschließlich der schwarze Holunder.

Im Englischen heißt der Holunderstrauch „elder". Mir ist beim Lesen von Agatha Christie öfter untergekommen, dass sich Miss Marple mit einem höllischen Unkraut namens „ground elder" in ihrem Garten herumschlägt. Dabei handelt es sich nicht um Holunder, sondern um eine nur weitschichtig verwandte, wuchernde Pflanze namens Aegopodium podagraria, besser bekannt als Giersch oder Erdholler, deren Blütendolden denen des Holunders ähneln. Dem Namen nach sollte sie vielleicht gegen Gicht wirken.

Der Wildholunder wächst fast überall. Weil er aber nicht geschnitten wird und der Standort nicht immer ideal ist, sind die Dolden klein und bestehen aus weniger und kleineren Beeren. Beim Sammeln muss man schnell sein, bevor die Vögel kommen oder die Beeren vertrocknen. Dieses Vertrocknen wird meist durch eine Pilzkrankheit hervorgerufen. Durch den oft ungünstigen Standort, die ausbleibende Pflege und die vorzeitige Ernte sind die wichtigen Inhaltsstoffe in weit niedrigerer Dosierung vorhanden als beim Kulturholunder. Dessen Sorte *Haschberg* wurde in Klosterneuburg aus dem Wildholunder selektiert. Sie ist die mit Abstand Häufigste in Österreich.

Die Sorten *Rubin* und *Tatin* sind geschützte Sorten der Steirischen Beerenobstgenossenschaft mit größeren Dolden und anderem Erntezeitpunkt, damit die Kühlanlagen bei der Holundereinlagerung zeitlich besser ausgenutzt werden können. Sie dürfen eigentlich nur von Mitgliedern der Beerenobstgenossenschaft angepflanzt werden. Die Verwendung weiterer Sorten befindet sich im Versuchsstadium.

Für Ihren Hausgarten aber empfehle ich die Sorte Haschberg. Die Pflanzen werden durch Stecklinge vermehrt. Vor dem Austreiben wird von einem einjährigen Trieb ein

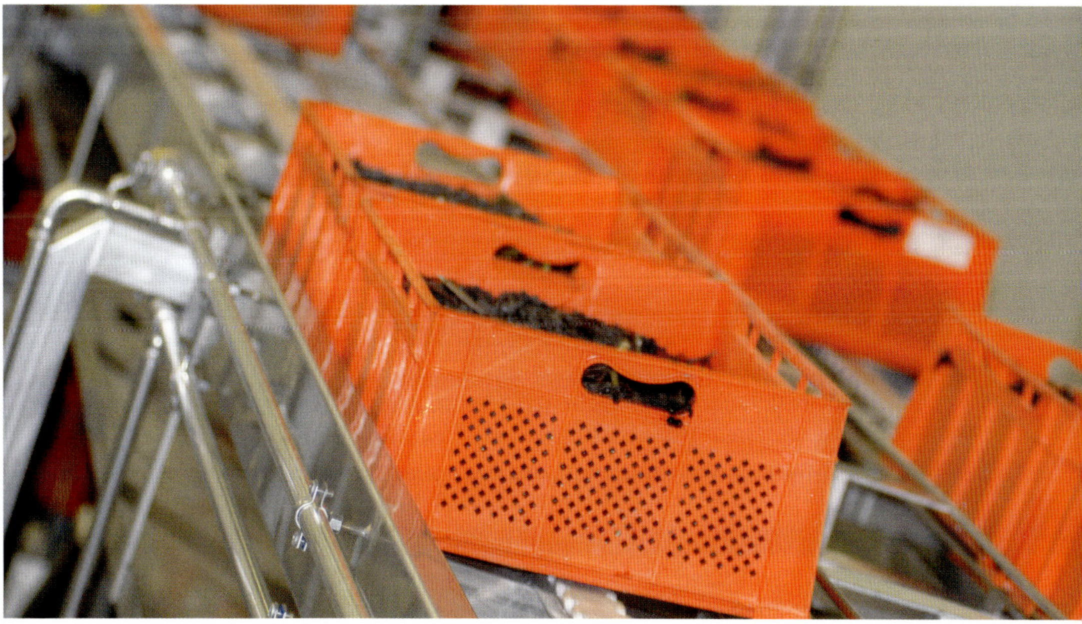

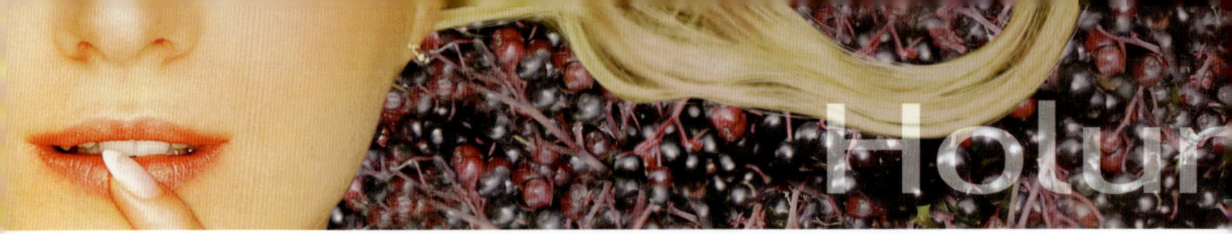

Stück mit zwei Augen und ca. fünf Zentimeter Überstand abgeschnitten und in die Erde gesteckt. Bei uns wächst ungefähr ein Drittel an.

Im ersten Jahr werden die Bäume etwa einen Meter hoch. Sie können jetzt ausgepflanzt oder noch ein Jahr in der Baumschule belassen werden. Die Pflanzen für die Landwirtschaft sind wurzelnackt. Für den Hausgarten gibt es auch welche in Töpfen, die sind aber oft klein, da Holunder ein Flachwurzler ist und viel Platz für seine Wurzeln benötigt.

Die Holunderbäume können im Spätherbst oder im Frühjahr, wenn der Boden nicht gefroren ist, gepflanzt werden. Wichtig ist, dass sie das Laub verloren bzw. noch nicht viel angetrieben haben. Pflanzen aus dem Topf können auch mit Blättern gepflanzt werden.

Wie gehen Sie vor? Je nach Größe des Baumes graben Sie ein Loch von ca. 30 bis 50 cm Durchmesser. Es soll so tief sein, dass die Wurzeln gut zehn Zentimeter mit Erde bedeckt werden können. Die langen Wurzeln zurückschneiden, sodass sie ohne sich zu viel zu verbiegen in das Loch passen. Dann einfach mit lockerer Erde zugraben und mit den Füßen festtreten.

Sollte es in den nächsten Tagen nicht regnen oder der Boden sehr trocken sein, muss die Pflanze zwei- bis dreimal gegossen werden. Zudem sollte man einen Pflock zum Holunderbaum stellen und ihn locker daran festbinden.

Der einzige Feind des Holunderbaumes ist die Maus, besonders die Wühlmaus. In diesem Fall ist der natürliche Jagdinstinkt des Menschen gefragt. Am besten hilft eine Wühlmausfalle aus dem Baumarkt. (Die Jagdtechnik bedarf unter Umständen eines eigenen Kapitels, aber ich fürchte, sie bleibt letztlich ein Geheimnis der erfolgreichen Holunderbauern.)

Sie können auch einen Korb aus feinmaschigem Gitter (sogenanntes Hasengitter mit einer Maschenweite von zwei Zentimetern) selbst herstellen und den Baum darin pflanzen. Das Gitter sollte etwa fünf Zentimeter aus dem Boden herausschauen. Um einen Mausbefall zu erkennen, ist es zweckmäßig, die Umgebung nach Gängen abzusuchen und zu prüfen, ob der Baum noch fest sitzt, ohne jedoch die neuen feinen Wurzeln zu beschädigen. Sofern die Wurzeln nicht vollkommen abgefressen sind, erholt sich der Baum innerhalb eines Jahres wieder, wenn es gelingt, den Übeltäter zu fassen.

Im ersten Jahr soll der Baum wachsen, also beim Pflanzen alle Triebe zurückschneiden und falls er schon Blüten hat, sollte man diese entfernen. Im zweiten Jahr kann mit der ersten kleinen Ernte gerechnet werden.

Holunderbäume benötigen einen nicht zu schweren Boden und vertragen keine Staunässe.

In Tallagen können die einjährigen Triebe unter Umständen abfrieren. Um Pilzkrankheiten der Beeren vorzubeugen, ist ein Standort mit viel Wind günstig, damit der Baum nach einem Regen schneller abtrocknet.

Gedüngt werden Holunderbäume im Frühling, wenn sie austreiben und die meiste Energie brauchen.

Der Holunder kann als Strauch oder als Baum mit einer Stammhöhe von rund einem Meter erzogen werden. Das ermöglicht eine Ernte ohne Leiter.

Sobald das Laub im Herbst abgefallen ist, kann mit dem Winterschnitt begonnen werden. Dabei werden einfach alle Äste abgeschnitten, die gerade Früchte getragen haben. Pro ausgewachsenem Baum sollen 10 bis 15 einjährige Ruten verbleiben.

Im Sommer können schon alle überzähligen Jungtriebe entfernt werden, die für das nächste Jahr nicht gebraucht werden. Das ist dann der Sommerschnitt. Man erkennt diese Triebe daran, dass sie einfach aus dem Kronenansatz oder länger abgeschnittenen Ästen auswachsen.

Geerntet wird der Holunder, wenn alle Beeren einer Dolde schwarz sind. Einzelne grüne Beeren sind dabei kein Problem. Sind die Beeren einmal schwarz, dauert es nicht mehr lang, bis sie abfallen oder faul werden. Da der Holunder über einen Zeitraum von etwa einem Monat blüht, dauert auch die Ernte so lange. Dabei sollte etwa jede Woche kontrolliert werden, ob frisch gereifte Dolden zu ernten sind.

Die Beeren müssen dann sofort verarbeitet oder eingefroren werden. Mehr als eine Nacht im Kühlschrank halten Sie nicht, dann bekommen Sie einen faulen Geruch oder Essigstich.

Ein Kulturholunderbaum wird etwa zwanzig Jahre alt, dann lässt der Ertrag nach und er wird anfälliger für Krankheiten.

Die Altvorderen hatten zwar kein Internet und keine Kampfdrohnen, aber deswegen waren sie um nichts dümmer als wir. Daher können wir davon ausgehen, dass ihre intensive Beziehung zum Holunder gute Gründe hatte und es sich dabei nicht um Scharlatanerie handelte.

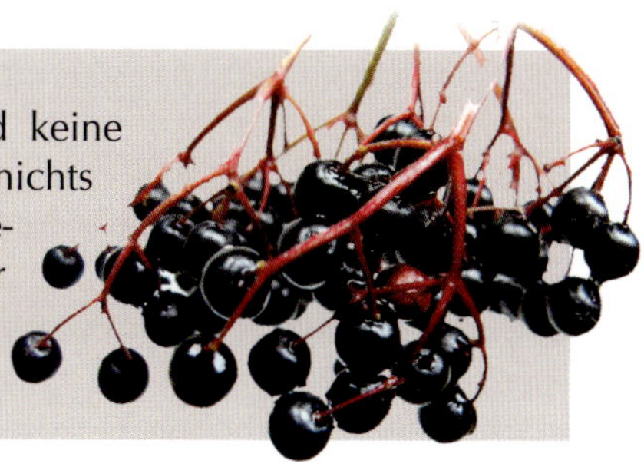

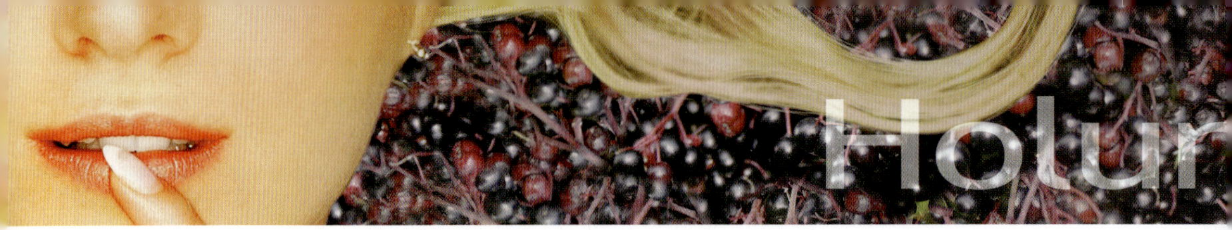

Medizin, die auf der Zunge zergeht

Sind gekochte oder gebackene Holunderbeeren noch wirksam?

Rezepte

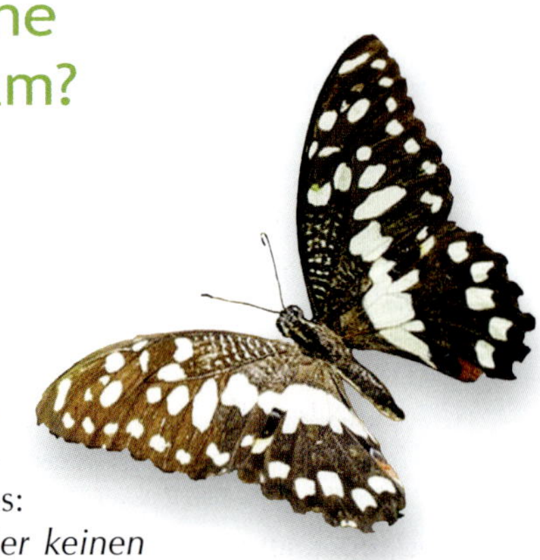

Ich hatte das Vergnügen, zum Holunderkochbuch von Renate Christandl eines der einleitenden Kapitel schreiben zu dürfen. Damals schrieb ich ungefähr Folgendes: *„Allerdings ist die pharmakologische Wirksamkeit unter keinen Umständen eine Empfehlung für Genuss und Wohlgeschmack. Da gehört schon die geschickte Hand einer Köchin her, die sich der bedeutendsten Aufgabe von allen widmet – ein wirksames Naturpräparat so zu präsentieren, dass Weiblein, Männlein und Kinderlein nicht vor der bitteren Medizin fliehen, sondern ihr den Holunderkuchen aus der Küche stehlen."*

Zu dieser Aussage stehe ich auch heute noch.

Wir wissen doch schon, dass die so wirksamen Polyphenole, also die rote Holundersaftfarbe, weder durch Kochen, Braten, Schmurgeln, Bruzzeln oder Backen zerstört werden kann. Wenn nun Renate Christandl zum Beispiel einen Hollerstrudel dick mit Holundermarmelade und getrockneten, dunkelrot-schwarzen Holunderbeeren füllt, so eignet sich doch der glücklich Kauende nicht nur köstliches Wohlgefühl, sondern auch eine beträchtliche Polyphenolreserve an. Das drohend auf die bösen freien Radikale gerichtete Kanonenrohr des Holunderstrudels schleudert eine Polyphenol-Magnesium-Granate mitten unter die Bösewichte und verhindert so ihre hinterhältigen Attacken auf unsere Gefäßwände und auf unsere Erbsubstanz, die DNA.

Sollten Sie also jemanden Holunderköstlichkeiten schlemmen sehen, so vergessen Sie nie, dass Sie es hier nicht mit einem verachtenswerten Genussspecht zu tun haben, sondern mit einem verantwortungsbewussten Jünger der vorbeugenden Medizin, dessen Krankenkassenbeitrag eigentlich massiv abgesenkt gehört.

Genau in diesem Sinne lassen Sie uns zum freudigen und krönenden Abschluss des Buches wirklich das machen, was uns zweifelhafte Frühlings-Abnehm-Rezepte zu dieser Jahreszeit einzureden versuchen: gesund schwelgen!

Zuvor aber noch einige Anmerkungen zur Verarbeitung:

Der oststeirische Holunder wird tagesfrisch nach Lieboch (südlich von Graz) gebracht und tiefgekühlt. Ein Teil wird auch frisch verarbeitet, besonders von den bäuerlichen Produzenten, zum Beispiel für Holler Vulkan oder Marmelade. Der überwiegende Teil aber wird in gefrorenem Zustand gerebelt (von den Stielen befreit) und zu Konzentrat für die Lebensmittelindustrie und immer mehr auch die Pharmazie verarbeitet. In vielen roten Säften und Joghurts ist zum Beispiel Holunderkonzentrat als Farbstoff enthalten.

Neben dem Hauptprodukt Holunderfarbstoff werden noch andere Produkte hergestellt:

- Holundersaft als Direktsaft (Muttersaft) oder als Mischung mit anderen Säften
- Holunderbeeren in Joghurt, Marmeladen oder Schokolade
- Holunderblütenauszüge in Getränken als Geschmacksstoff
- Getrocknete Holunderblüten als Tee oder in Teemischungen
- Verschiedene Arzneimittel mit einem mehr oder weniger großen Holunderanteil
- Holunderessig oder vereinzelt auch Holunderwein
- Edelbrand aus Holunderbeeren

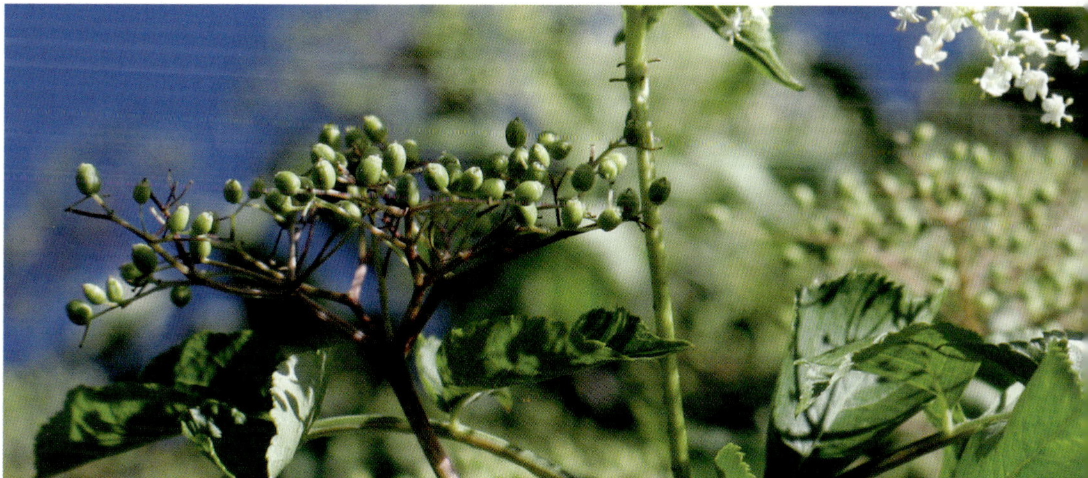

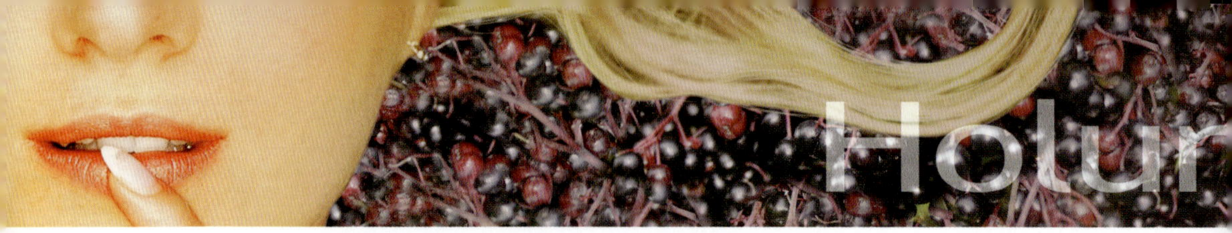

Besonders interessant ist die Verwendung des Holunders in der Kosmetik. Das steirische Thermenland hat eine eigene Pflegelinie *Styria Sambuco* mit Massageöl, Gesichtscreme und Peeling mit Holundersamenöl und Holunderblüten herausgebracht. Dazu können Sie sich in den steirischen Thermen mit einer eigens entwickelten Körperpackung aus Holundertrestern verwöhnen lassen.

Für die Küche können Sie Holunder vom Wegrand oder vom eigenen Garten sammeln und wie jedes Obst zu Marmelade, Säften, Röster, Kompott, Kuchen oder Edelbränden verarbeiten aber auch einfrieren. Über einhundert Rezepte von der Vorspeise über Suppen bis zu den besonders leckern Desserts finden Sie im Kochbuch *Alles Holler* von Renate Christandl.

Einige Dinge sind dabei aber zu beachten:

- Holunder nie roh essen, sondern immer kurze Zeit auf 100 Grad erhitzen. Dadurch wird das besonders in den grünen Beeren enthaltene Brech- und Abführmittel Sambunigrin zerstört.
- Sie können Holunder getrost kochen, da der wertvolle Inhaltsstoff die hitzestabile Farbe ist.
- Keine grünen, verschimmelten und am Baum vertrockneten Beeren miternten.
- Sie können die Beeren mit einer Gabel von den Stielen lösen. Besonders gut funktioniert es, wenn Sie die ganze Dolde einfrieren und im gefrorenen Zustand entstielen.
- Holunder immer tagesfrisch verarbeiten, er ist im Kühlschrank maximal eine Nacht lagerfähig.
- Holunder hat einen hohen pH-Wert, das heißt, er hat wenig Säure. Deshalb kann man ihn besonders gut mit säuerlichen Früchten wie Äpfel, Birnen, Himbeeren oder Johannisbeeren mischen (trägt auch zum besseren Gelieren bei Marmelade bei).
- Holunderblüten haben das beste Aroma, wenn sie gegen Mittag an einem sonnigen Tag geerntet werden. Die Blüten sollten frisch aufgeblüht sein. Blüten können nur schwer eingefroren werden, da sie beim Auftauen braun werden.

Zu diesen „mittagsgeernteten" Holunderblüten habe ich eine ganz persönliche Beziehung:

Das klassische Frühlingsrezept, die duftende Holunderdolde in Bierteig, wurde von uns Jungen über offenem Lagerfeuer in einer mit heißem Schmalz wohl versorgten alten „Rein" (Pfanne) gebacken. Wider Erwarten geriet alles gut. Der goldbraun-knusprige, fein ziselierte Augenschmaus lag auf Abtropfpapier und wurde von der kundigen Hand eines ärztlichen Freundes mit jenem Hauch von Staubzucker überpudert, der erst den Unterschied zwischen Haubenkoch und Allerweltsessen macht, wie er uns erklärte. Als Mann von Welt bot ich die erste „Holler-Straubn“ meiner damaligen Freundin und jetzigen Frau an, die mir schon in jenen Jahren durch ihr angenehmes Äußeres auffiel, was sich zwischenzeitlich noch verstärkt hat. Sie senkte den Blick ihrer munteren braunen Äuglein auf die dargebotene Köstlichkeit, und über die vollen bayrischen Lippen kamen die noch heute von uns gern zitierten Worte: *„I iss koane Blumen net!“*

Um nicht immer wieder als Opfer lokaler Häme dazustehen, wollte sie nun ihre in den letzten 35 Jahren gewachsene Holunderkompetenz demonstrieren. Flugs schnorrte man von Renate Christandl weißen und roten Holundersirup und machte sich unter Anleitung von Otti Laizner, einer beachtlichen Köchin, daran, Holunder zum Knabbern anzufertigen:

Holunderschnitten

(Rezept von Otti Laizner)

Mürbteig:
- 300 g Mehl
- 200 g Butter
- 100 g Staubzucker
- 2 Eidotter
- etwas Salz

Füllung:
- 80 g Schlagobers
- 150 g Butter
- 300 g Zucker
- 150 g auf Geleekonsistenz reduzierter weißer Hollersirup
- 350 g getrocknete, gehackte Feigen, Birnen, Zwetschken und gehackte Nüsse

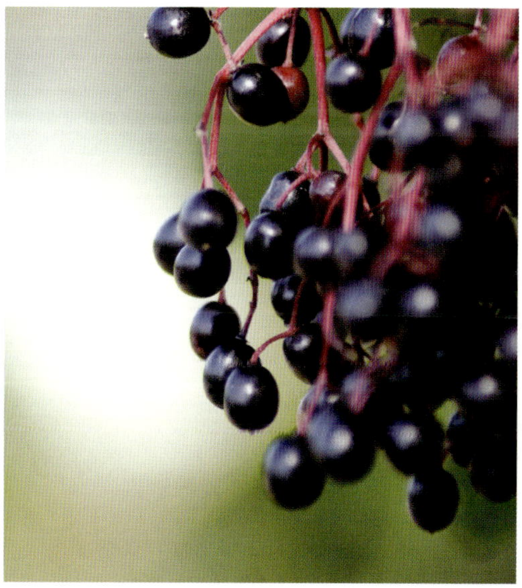

Auf einen Mürbteig wird folgende Masse gestrichen:

Schlagobers, weißes Hollersirup-Gelee, Butter, Zucker, getrocknete, gehackte Feigen, Birnen, Zwetschken und gehackte Nüsse werden aufgekocht und nach dem Abkühlen lauwarm verarbeitet.

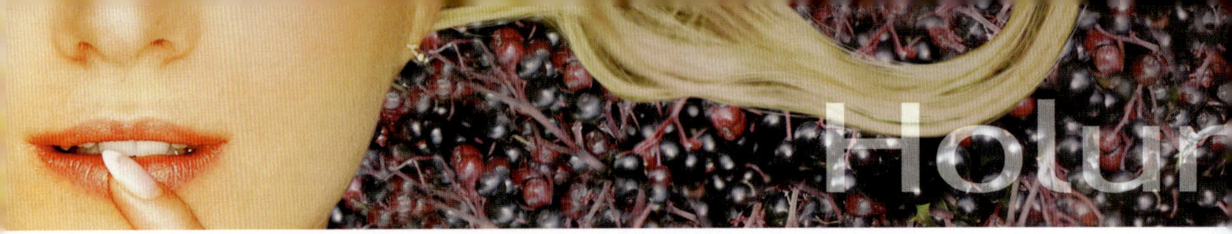

Holunder-Müsliriegel

(Rezept von Otti Laizner)

90 g Zucker
70 ml Wasser
170 g Traubenzucker
60 g auf Geleekonsistenz reduzierter roter Hollersirup
60 g Kokosfett
450–500 g Fertigmüsli

Zucker, Wasser, Traubenzucker, rotes Hollersirup-Gelee und Kokosfett aufkochen, mit dem Fertigmüsli mischen und auf Backpapier aufstreichen. Schnitten markieren und trocknen lassen.

Anzumerken ist, dass der eingedickte Sirup von unserem Alchemisten als „Holunderhonig" bezeichnet wird, der ihm mannigfache Heilwirkung zuschreibt.

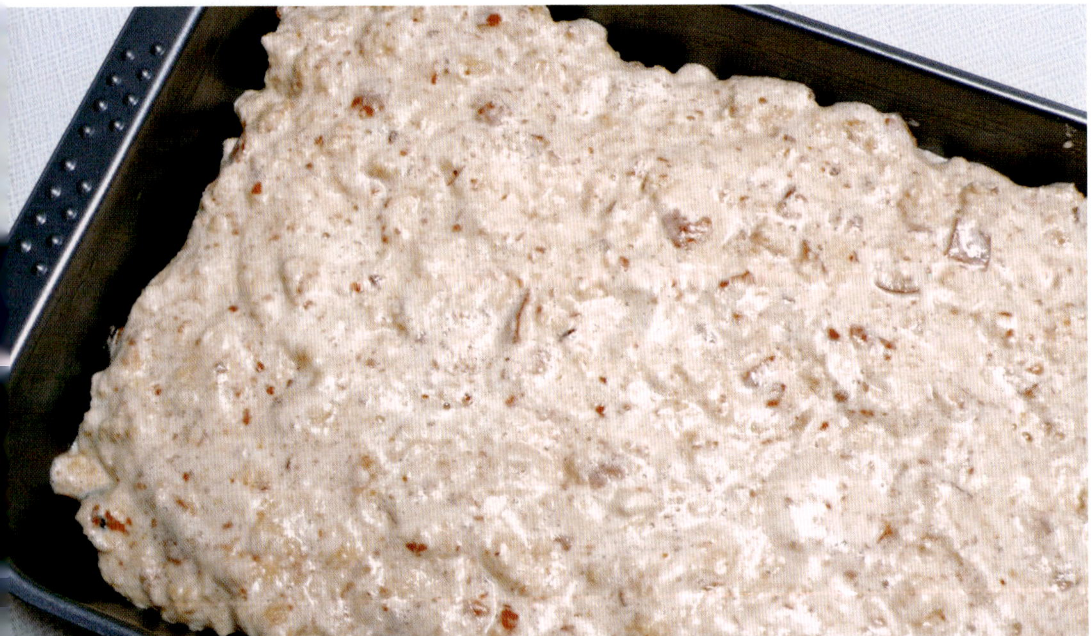

Sogar in einem alten Kochbuch aus der ehemaligen DDR namens „Berliner Küche“, das mir bezeichnenderweise von Frau Prof. Karen Nieber, einer Pharmakologin, geschenkt worden war, habe ich ein Holunderrezept gefunden:

Pflaumen – Altberliner Art

60 g Zucker
250 ml Wasser
250 g schwarzen Holunderbeeren
1 kg entkernte Zwetschken

Man kocht den Zucker in Wasser mit den schwarzen Holunderbeeren fünf Minuten lang auf, gibt die entkernten Zwetschken dazu und kocht weiter, bis sie weich sind. Aus zwei Scheiben Schwarzbrot schneidet man feine Streifen, röstet sie etwas an, legt sie in eine Schüssel und schüttet das mit Zucker abgeschmeckte Holunder-Pflaumen-Gemisch drüber. Gegessen wird es als Nachspeise, nachdem es ausgekühlt ist.

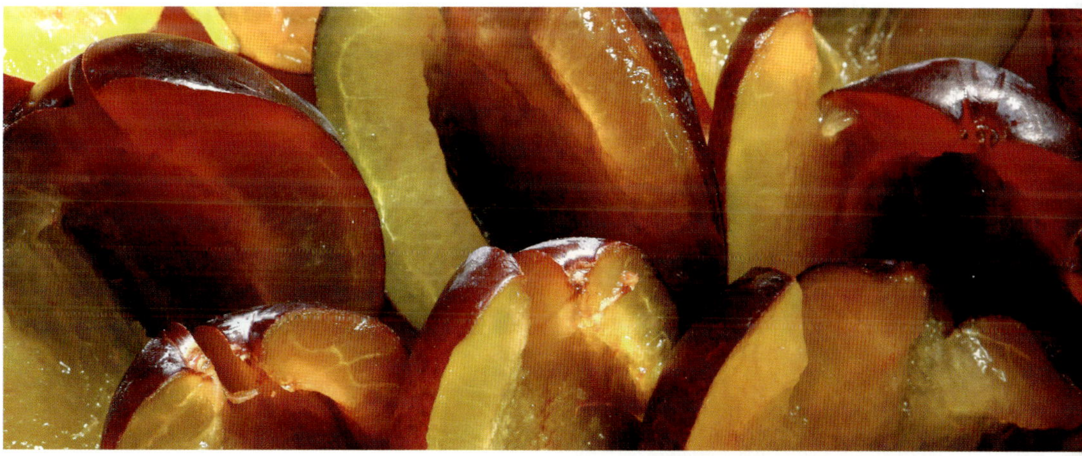

Für umfassende Information über Hollerrezepte verweise ich dringend auf das schon einige Male erwähnte Kochbuch von Frau Christandl. Man sollte es allerdings nicht in ausgehungertem Zustand anschauen, weil einen dann die appetitanregenden Speisenfotos zu wahren Hollerfressorgien verführen könnten.

Merke also: Gesundheit in zu großen Massen gefressen ist auch nicht empfehlenswert.

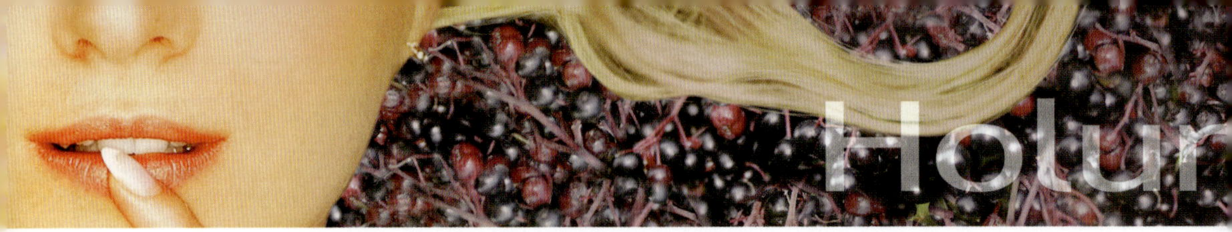

Bei näherem Nachdenken erschien mir der eher trockene Verweis auf die gedruckten Kochkünste von Frau Christandl etwas dürftig. Deshalb packte ich meine befreundete Kochkünstlerin, Frau Laizner, plus Mann in deren Auto und verfrachtete sie zu Christandls, in der Hoffnung, Zeuge eines erhebenden Schauspieles rivalisierend-zischender Köchinnen im Revierkampf werden zu können, aus dem man dann vielleicht neue Rezepte extrahieren könnte. Die Damen traten beiseite, lasen und kommentierten mitgebrachte und herausgesuchte Rezepte, die noch nicht den Weg in ihre Bücher gefunden hatten. Nach weniger als einer halben Stunde traten sie freundlich diskutierend zu uns abgesonderten Männchen – alles war vorbei, man war sich einig und verabschiedete sich, nicht ohne dass ein Kochbuch mitgegeben worden wäre.

Diesen für Streitvoyeure enttäuschend netten Rezeptaustausch muss ich nun wohl für unsere Leser aus dem Handschriftlichen übersetzen, und so sind wir Männer um ein Schauspiel ärmer und um einen Arbeitsgang reicher geworden.

Also, zuerst die „sauren“ Sachen:

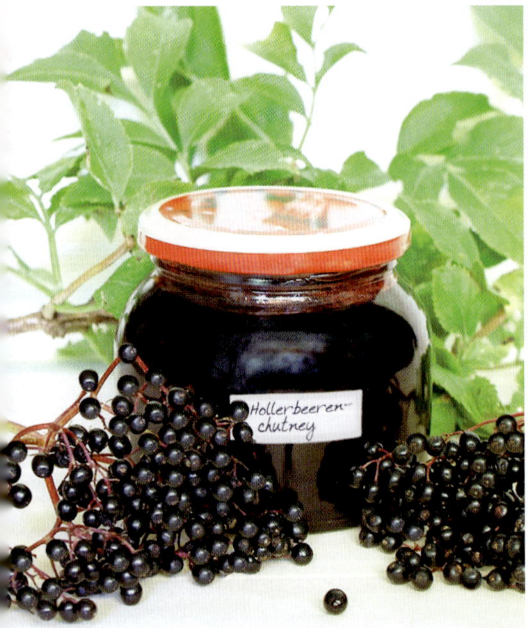

Hollerbeerenchutney

(Rezept von Otti Laizner)

- 500 g Hollerbeeren
- 150 g Rohrzucker
- 130 ml Rotweinessig
- 20 ml Öl
- 1 Esslöffel grob gemahlene Senfkörner
- 1 Esslöffel geriebener Ingwer
- 100 g Zwiebeln
- 50 g Rosinen
- je ¼ Teelöffel Kardamom, Piment, frisch gemahlener Pfeffer
- eine Prise Nelkenpulver
- 1 Teelöffel Salz

Öl erhitzen, Zwiebel kurz anschwitzen und alle anderen Zutaten dazugeben. 30–40 Minuten unter ständigem Rühren einkochen, sofort in Gläser füllen.

Passt sehr gut zu Wild- und Rindfleischgerichten.

Südsteirischer Rindsbraten in Rotwein-Holunder-Soße

(Rezept von Familie Leitnhansl)

1 Knoblauchzehe
Salz
schwarzer Pfeffer
3 Esslöffel Butter
3 Esslöffel Olivenöl
50 g Speck
1,5 kg Rindsschulter
50 g getrocknete Hollerbeeren
Prise Zimt
1/4 Handvoll Rosinen
2 Esslöffel Essig
200 ml Rotwein
200 ml Holundersaft
20 cl Holunderschnaps

Salz, Pfeffer und gepressten Knoblauch vermischen, die Hälfte der Butter und des Olivenöls erhitzen und das Fleisch von allen Seiten gut anbraten. Die zweite Hälfte von Butter und Öl mit Knoblauch- Pfeffer-Salz-Gemisch und gehacktem Speck erhitzen, mit Essig ablöschen. Dann mit Rotwein und Holundersaft den Bratrückstand lösen, Zimt und Rosinen dazugeben und den Braten damit zu ¾ bedecken, eventuell Suppe dazugeben. Etwa 2 ½ Stunden bei geringer Hitze schmoren lassen. Zum Schluss Bratensaft reduzieren und nach Geschmack etwas Holunderschnaps dazugeben, eventuell nachwürzen.

Nudeln oder Gnocchi dazu reichen.

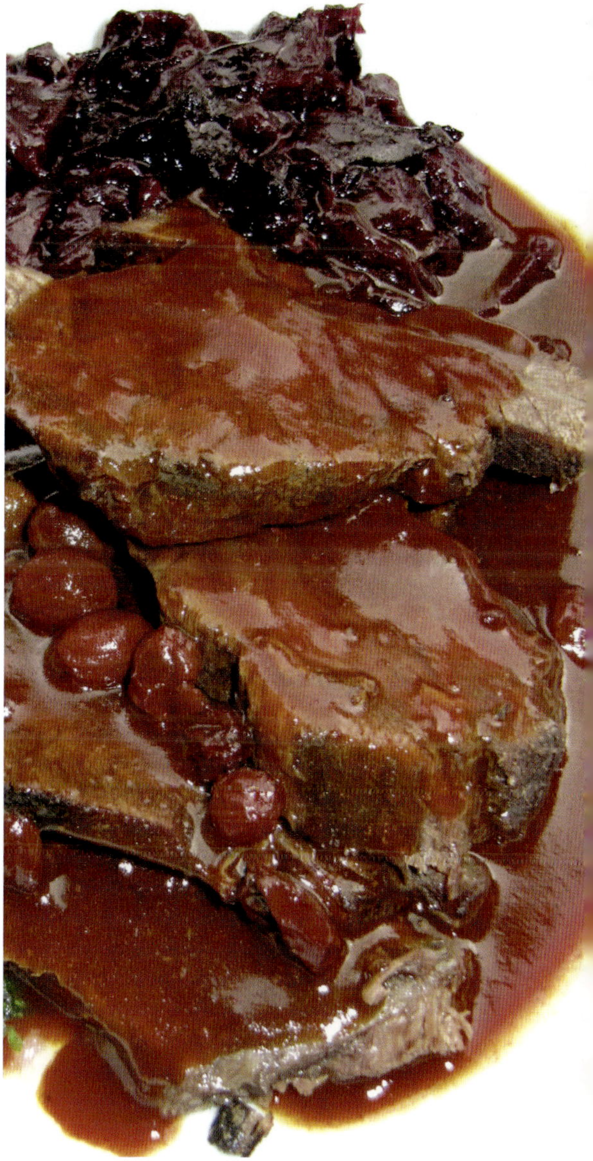

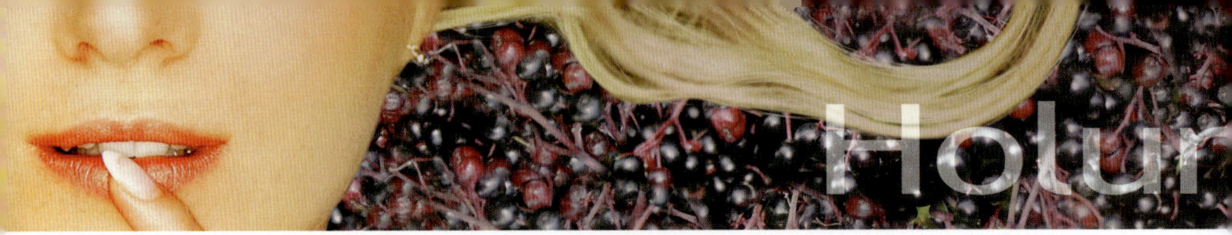

Und nun, wie die gewiefte Leserin und der kluge Leser bald merken werden, ein logischer Aufbau von Einzelrezepten, die sich immer mehr zu einem Gesamtgenuss ausbauen lassen.

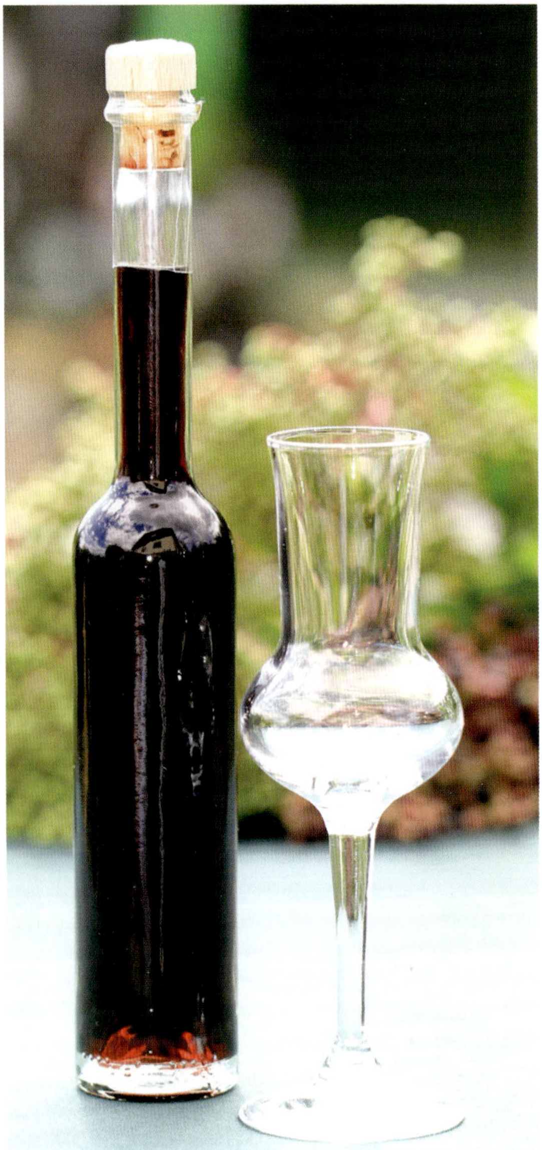

Hollerlikör

(Rezept von Otti Laizner)

1 kg Hollerbeeren
1 l Wasser
350 g Feinkristallzucker
1 Vanilleschote oder Vanillezucker
4–5 Stück Nelken
1 Zimtrinde
30 ml Zitronensaft
300 ml Weingeist

Wasser und Beeren ca. 20 Minuten kochen, abseihen und passieren. Saft mit Vanille, Kristallzucker, Zimt und Zitronensaft und Nelken vermengen und nochmals 20 Minuten kochen lassen. Gewürze entfernen. Abgekühlt mit Weingeist vermischen, in Flaschen füllen und drei bis vier Wochen kühl und dunkel stehen lassen.

Passt gut zu Desserts, Sekt, auch zu heißen Wintergetränken wie Grog und Tee, auch zu Eis und Cremes.

Holler-Birnen-Konfitüre

(Rezept von Renate Christandl)

1 kg Hollerbeeren
400 g Birnen
1 kg Kristallzucker
4 Esslöffel Zitronensaft
1 Teelöffel Zitronensäure
1 Stück Zimtrinde
1 Packung Geliermittel 1:1

Beeren verlesen und Birnen würfelig schneiden. Holler mit Birnen, Zitronensaft, Zitronensäure und Zimtrinde auf kleiner Flamme ca. 20 Minuten zugedeckt weich kochen. Zimtrinde herausnehmen und Rest pürieren. Hollermasse mit Geliermittel verrühren und nochmals aufkochen. Zucker zugeben, die Masse nochmals drei Minuten kochen. In Gläser füllen, auf den Kopf stellen und rund drei Minuten stehen lassen.

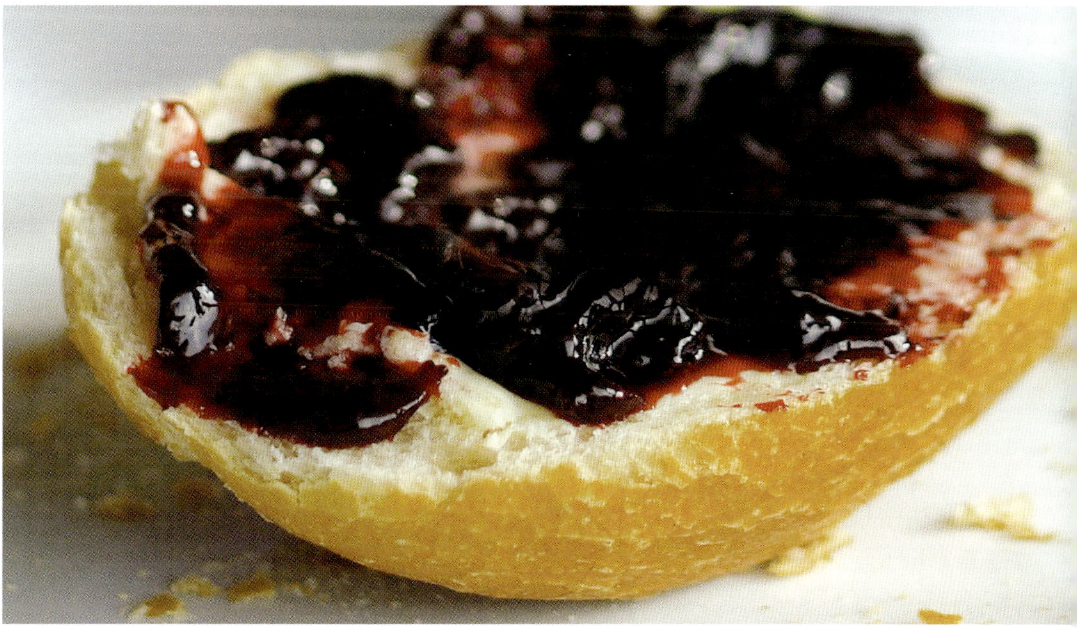

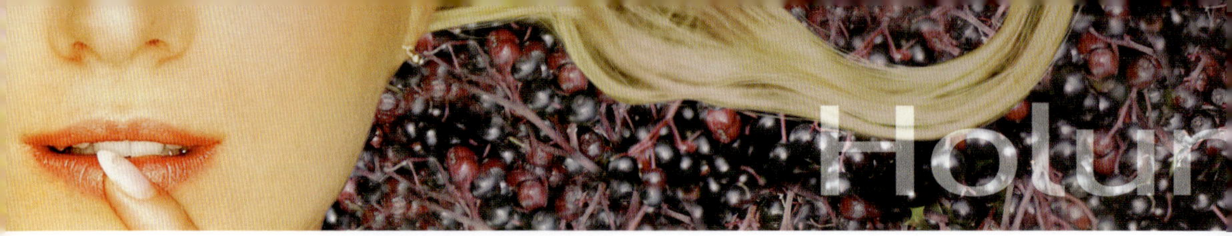

Hollerschaumtorte

(Rezept von Otti Laizner)

Mürbteig:	100 g Butter
	150 g glattes Mehl
	50 g Staubzucker
	½ Packerl Vanillezucker
	Schale von ¼ Biozitrone
	1 Dotter
Zum Bestreichen:	60 g Hollermarmelade
Hollermasse:	300 g Hollerbeeren
	0,3 l Rotwein
	2 Prisen Zimt
	50 g Kristallzucker
	1 Blatt Gelatine
	1 Packerl Vanillepuddingpulver
	5 Esslöffel kaltes Wasser
	250 g Kristallzucker
Schaummasse:	5 Esslöffel Wasser
	4 Eiklar
	250 g Zucker

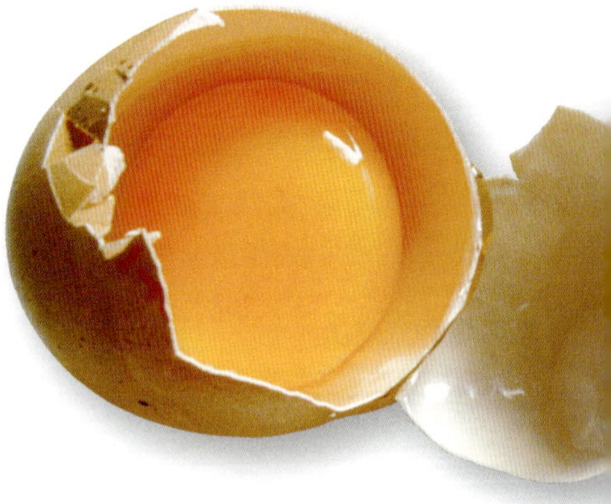

Mürbteig zubereiten und ½ Stunde rasten lassen. Teig in der Tortenform bei 180 Grad ca. 20 Minuten hell backen. Auskühlen lassen.

Inzwischen Holler mit Wein, Zucker und 2 Prisen Zimt ca. 20 Minuten weich dünsten.

Gelatine in kaltem Wasser einweichen.

Puddingpulver mit 5 Esslöffel kaltem Wasser glatt rühren, in die Hollermischung rühren und ca. 1 Minute köcheln. Holler vom Feuer nehmen, Gelatine gut ausdrücken und darin auflösen. Masse kurz überkühlen.

Mürbteigboden mit der Hollermarmelade bestreichen, Hollermasse darauf verteilen und auskühlen lassen.

5 Esslöffel Wasser mit 150 g Zucker ca. 1 Minute aufkochen. Eiklar mit restlichem Zucker zu Schnee schlagen, heißes Zuckerwasser unter ständigem Rühren zugießen. Schnee ca. 4 Minuten kalt schlagen, Backrohr auf Grillfunktion vorheizen.

1/3 der Schneemasse gleichmäßig auf den Früchten verstreichen, restliche Masse einfüllen und mit einer Teigkarte wellenförmig verstreichen. Torte im vorgeheizten Rohr auf der untersten Schiene flämmen (goldbraun, Dauer ca. ½ Minute. Torte im Auge behalten, damit die Oberfläche nicht verbrennt.

Dieses Rezept eignet sich auch sehr gut für kleinere Formen, besonders für Cupcakes.

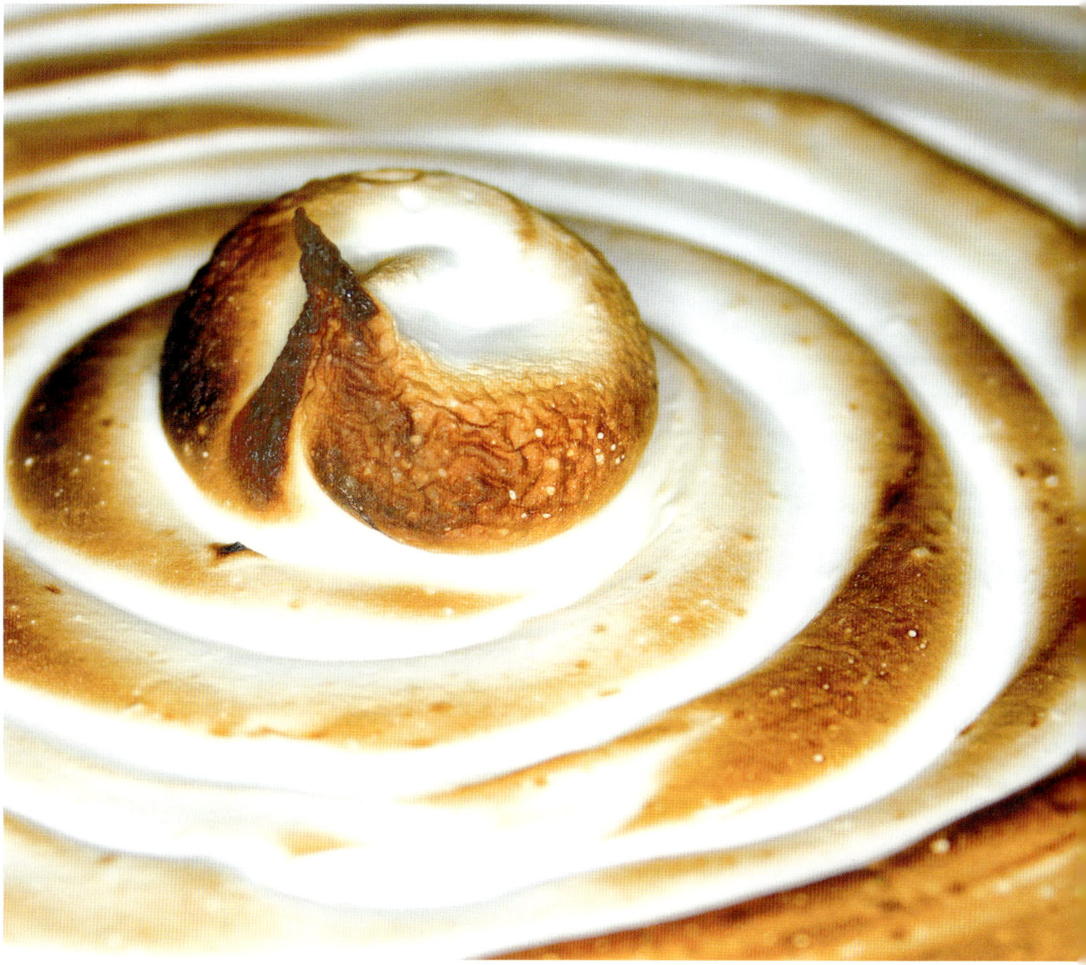

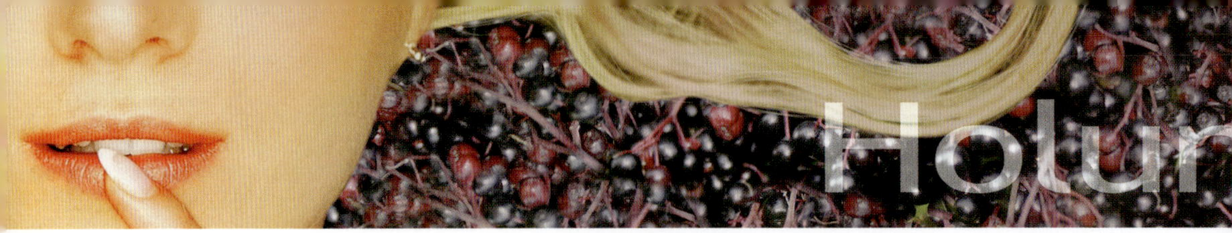

Holunderroulade

(Rezept von Otti Laizner)

Teig: 5 Eier
150 g Zucker
1000 g Mehl

Füllung: 200 g Holunderbeeren
1/16 l Holunderlikör
100 g Feinkristallzucker
6 Blatt Gelatine
¼ l Obers
1 Teelöffel Vanillezucker

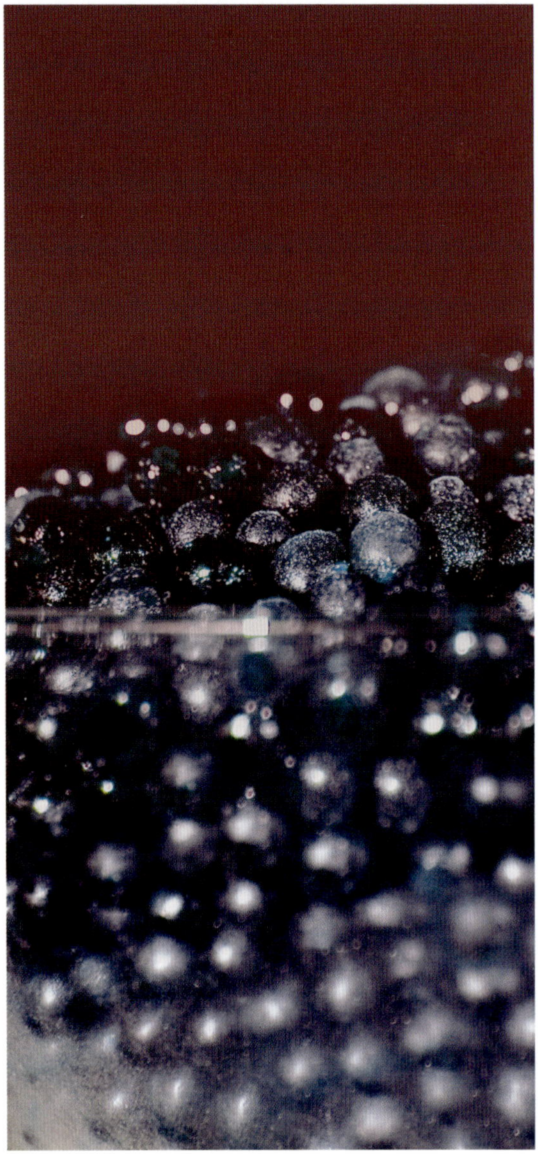

Eier und Zucker schaumig rühren, Mehl unterheben und bei 200 Grad 10 Minuten backen.

Füllung:
Holunderbeeren verlesen, waschen und abtropfen lassen. Likör und Zucker langsam erhitzen, Beeren beifügen und einige Minuten unter ständigem Rühren köcheln lassen.

Auskühlen lassen.

Die Gelatine in kaltem Wasser einweichen, in etwas warmem Wasser oder Hollerlikör auflösen und unter das Holundergemisch rühren.

Das Obers mit Vanillezucker steif schlagen und nach und nach unter die Holunderbeeren mischen.

Teig mit der Füllung bestreichen und einrollen.

Hollerkoch

(Rezept von Otti Laizner)

1 kg Hollerbeeren
1 Birne
150 g Zwetschken
¼ l Wasser
¼ l Rotwein
1 Stück Zimtrinde
150 g Zucker
60 g Stärkemehl (es geht auch Vanillepuddingpulver)

Beeren verlesen, Birne schälen und würfeln, Zwetschken entkernen und vierteln.

Wasser mit Wein, Zucker und Zimtrinde aufkochen. Hitze reduzieren und 2–3 Minuten auf kleiner Flamme köcheln. Holler, dann Birnen und Zwetschken zugeben und auf kleiner Flamme ca. 20 Minuten weichdünsten.

Stärkemehl (Vanillepuddingpulver) mit wenig Wasser glattrühren, in das Koch rühren und kurz mitköcheln. Koch vom Feuer nehmen, Zimtrinde entfernen.

Passt sehr gut zu gebackenen Mäusen oder Topfenknödeln und Kaiserschmarrn.

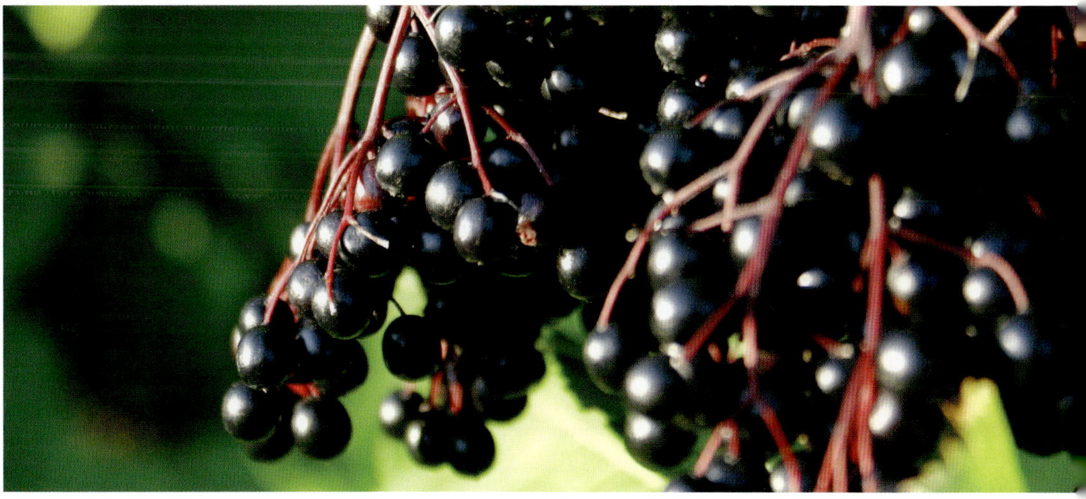

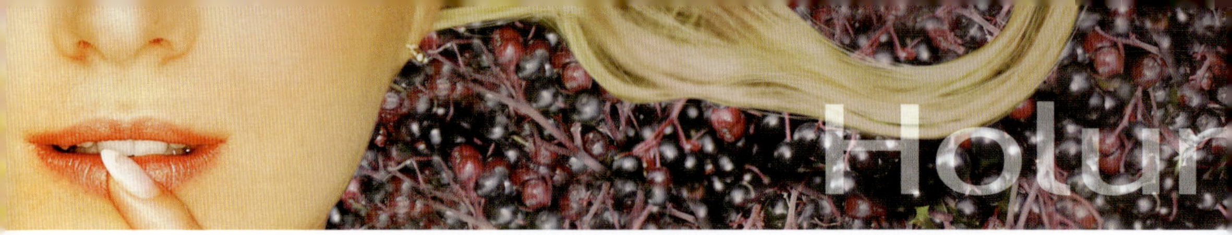

Parfait mit Hollersirup und Hollerkoch

(Rezept von Renate Christandl und Otti Laizner)

Parfait:
2 Blatt Gelatine
2 Eier
1 Dotter
45 g Kristallzucker
200 ml Hollersirup
250 ml Obers
2 cl Hollerschnaps

Hollerkoch:
Wie zuvor, oder
250 ml Rotwein
100 g Kristallzucker
2 Esslöffel Honig
½ Zimtstange
150 g Hollerbeeren
4 Esslöffel Apfelmus
1Teelöffel Ingwer, fein gerieben
1 Esslöffel Maizena

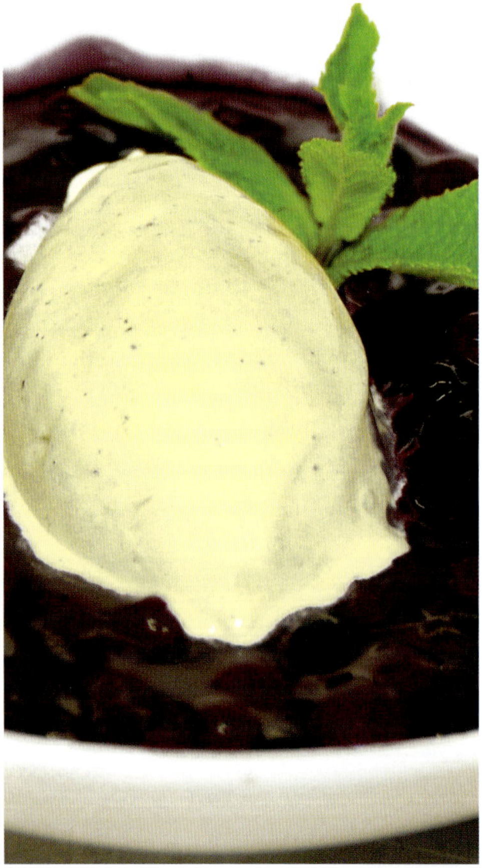

Parfait: Eier, Dotter und Zucker über Wasserdampf schaumig aufschlagen. Sirup erhitzen, Gelatine darin auflösen, zur Eiermasse geben und auf Eis kaltschlagen. Obers halbsteif schlagen und mit dem Hollerschnaps unter die Masse ziehen. Terrinenform mit Klarsichtfolie auslegen und die Masse einfüllen. Über Nacht im Gefrierschrank frieren.

Hollerkoch: Rotwein mit Kristallzucker, Honig und Zimtstange aufkochen. Hollerbeeren dazugeben und ca. 15 Minuten langsam einkochen lassen. Nach 10 Minuten das Apfelmus beigeben, zuletzt den Ingwer einmengen. Nach Belieben Maizena mit etwas kaltem Wasser anrühren und das Hollerkoch damit eindicken. Abgekühltes Koch mit dem Parfait anrichten.

Hollertascherl

(Rezept von Otti Laizner)

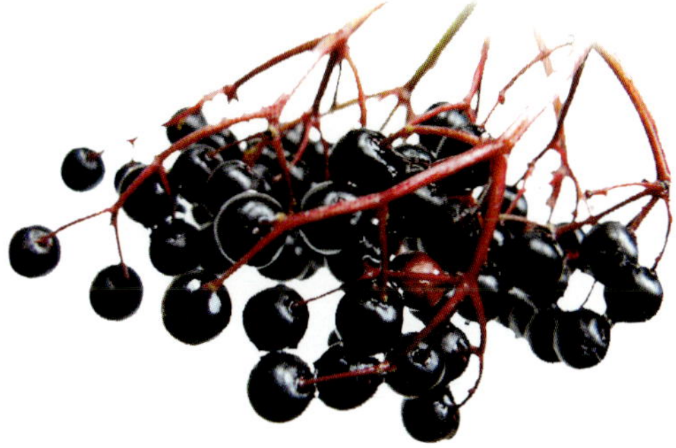

Brandteig: ¼ l Milch
20 g Butter
160 g glattes Mehl
1 Ei

Fülle: ca. 150 g Hollerbeeren
40 g Zucker
1 Teelöffel Zitronensaft

Nusspanade: 50 g Butter
150 g geriebene Haselnüsse
ca. 50 g Zucker

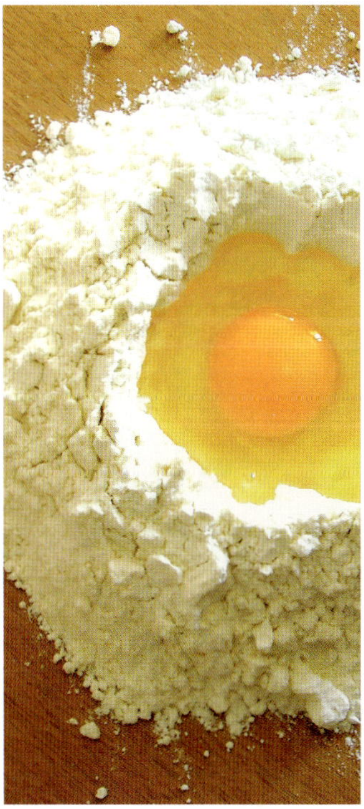

Teig: Milch mit Butter und einer Prise Salz aufkochen, Mehl einrühren. Hitze reduzieren und Masse weiterrühren, bis sie sich vom Topfboden löst. Masse in eine Schüssel geben, Ei einarbeiten und kräftig rühren, bis ein glatter Teig entsteht. Den Teig in Frischhaltefolie wickeln, ca. 1 Stunde kühl rasten lassen.

Hollerbeeren mit Zucker, Zitronensaft und 1 Prise Zimt verrühren, dann auf einem Sieb abtropfen lassen.

Teig nochmals durchkneten und 2–3 mm dick ausrollen. Scheiben von ca. 9 cm Durchmesser ausstechen, die Ränder mit Wasser bestreichen. Auf jede Teigscheibe ein Teelöffel marinierte Hollerbeeren setzen. Teig über die Fülle klappen und die Ränder gut zusammendrücken.

Salzwasser aufkochen und die Tascherl ca. 8 Minuten schwach wallend köcheln. Tascherl aus dem Wasser heben, gut abtropfen lassen und behutsam in Bröseln oder einer Nussmischung wenden.

Nusspanade: Butter aufschäumen, Nüsse und Zucker zugeben und goldbraun rösten.

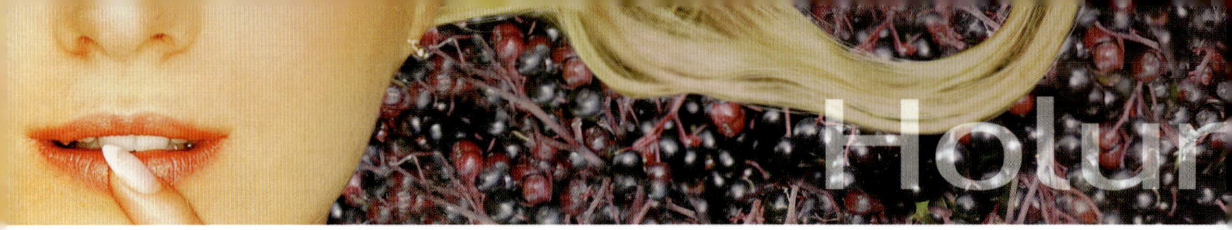

Holundermaibowle

(Rezept von Familie Leitnhansl)

2 l guter südsteirischer Weißwein
1 l Prosecco aus dem Valdobbiadene, noch besser steirischer Sekt.
12 Holunderblüten
$\frac{1}{16}$ l Holunderblütensirup
$\frac{1}{8}$ l Holunderbrand

10 Blüten im Wein- und Holunderbrand-Gemisch 4 Stunden ansetzen, abseihen, nach Geschmack mit Holunderblütensirup nachsüßen. Kurz vor dem Servieren Prosecco zugeben, die Bowlengläser mit einer schwimmenden Holunderblüte schmücken.

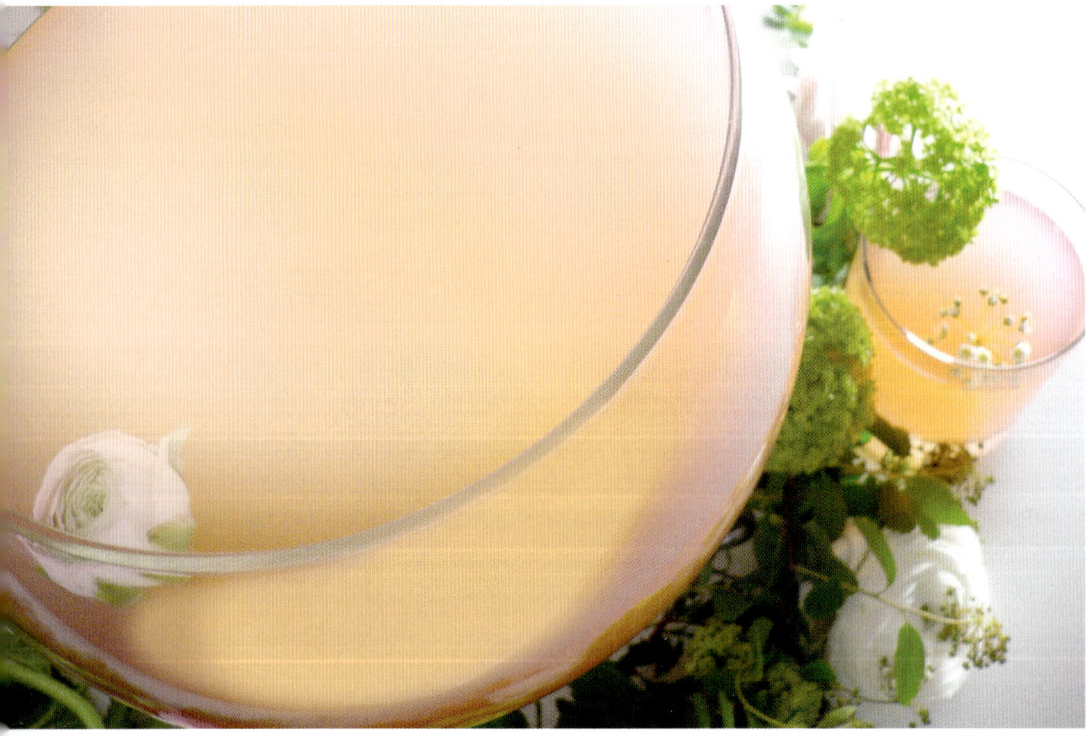

Frühling, Anfang, Hoffnung

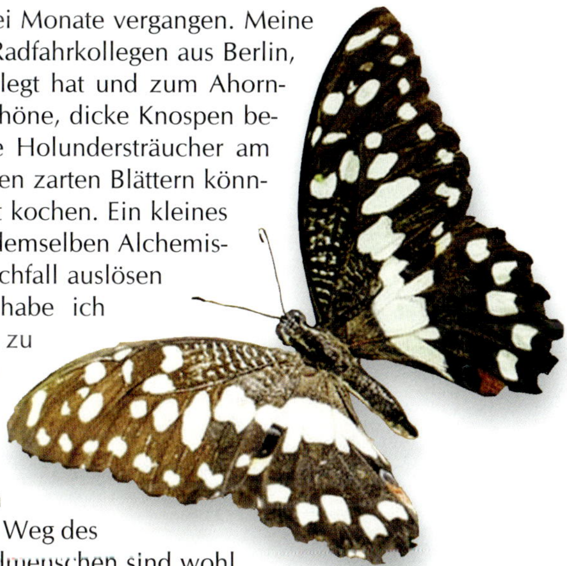

Seit der Weihnachtsfeier in Jamm sind drei Monate vergangen. Meine Brandenburger Birke, ein Geschenk von Radfahrkollegen aus Berlin, die es sich offenbar beim Heimflug überlegt hat und zum Ahornbaum geworden ist – die Transe –, hat schöne, dicke Knospen bekommen. Am weitesten aber sind meine Holundersträucher am Abhang vor meinem Haus. Aus ihren neuen zarten Blättern könnte unser Alchemist schon stärkenden Salat kochen. Ein kleines Stück Rinde, die nach oben geschält laut demselben Alchemisten Brechreiz, nach unten abgeschält Durchfall auslösen soll (siehe Sambunigrin-Beschreibung), habe ich quer weggenommen, um Komplikationen zu vermeiden, und habe den wunderbaren frischen Geruch tief in mich eingesogen. Eben jetzt stehen wir im neu gepflanzten Holunder-Wunder-Garten der Familie Christandl, der passenderweise am gleichen Hügel wie der Kalvarienberg, am Weg des Heiles, angelegt ist. Für mich als Stadtrandmenschen sind wohl schon jetzt, an den weitgehend noch kahlen Stängeln und Ästen, einige vertraute Pflanzen, besonders natürlich der Holunder, erkennbar, ich muss aber immer wieder auf die Pflanzungsskizze schauen, um zu erkennen, dass nicht nur der Holunder selbst, sondern eine ganze Beeren- und Fruchtkultur (Kultur hier nicht im Sinne von Anbau, sondern im Sinne von Lebensauffassung) ausgebreitet vor mir liegt.

Was man hier auf bequemem Weg einfach beim langsamen Durchgehen lernt, war – zumindest für mich – nicht nur verblüffend, sondern so lehrreich und logisch, dass mir die Freude der Erkenntnis quasi an jeder Wegesbiegung ins Gemüt sprang.

Am Besten, ich mache Ihnen, liebe Leserinnen und Leser, durch Skizze und Beschreibung Appetit.

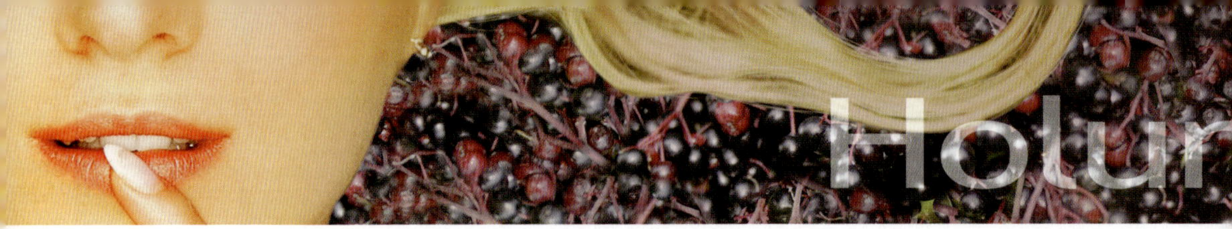

1 „Vor dem Holunder zieh den Hut!“
2 Naschgarten
3 Typischer Bauerngarten
4 Vulkanismus am Kalvarienberg!
5 „Holler-Vulkan“-Platz
6 Holunder in der Volksmedizin
7 Linde mit Aussicht
8 Wildobst und Exoten – die Vielfalt zählt!
9 „Unter'm Hollerbusch“
10 Holunder-Schule
11 Die Vielfalt des Holunders
12 Durch die Holunder-Allee

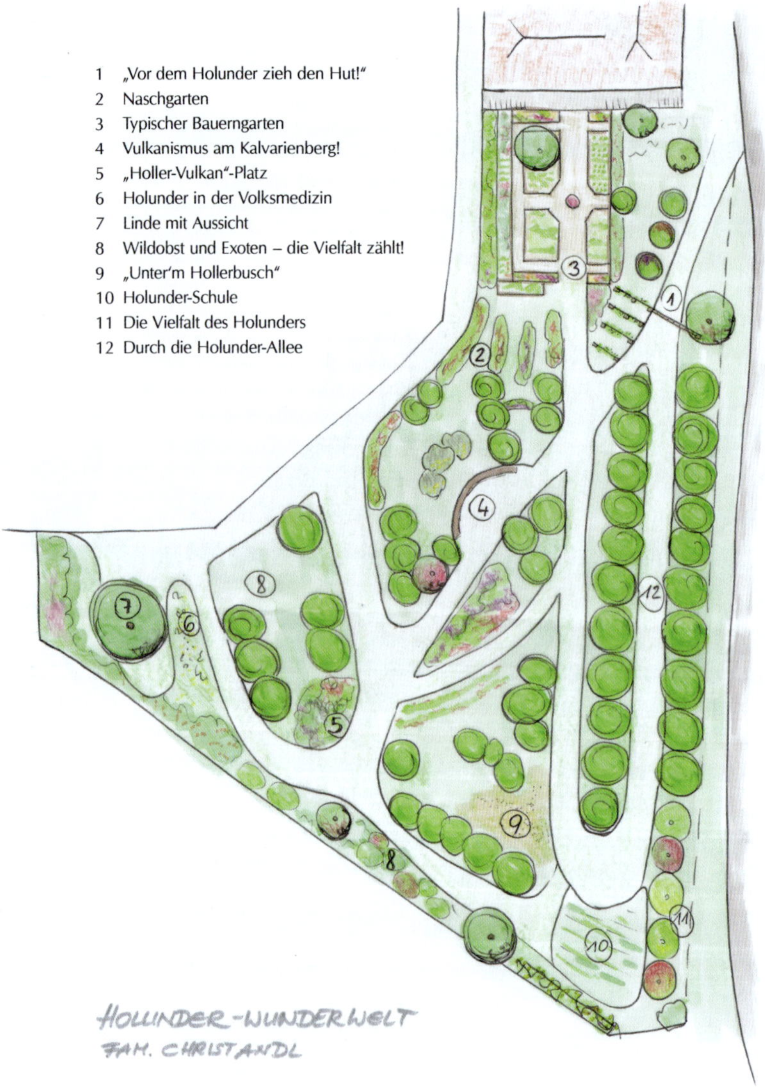

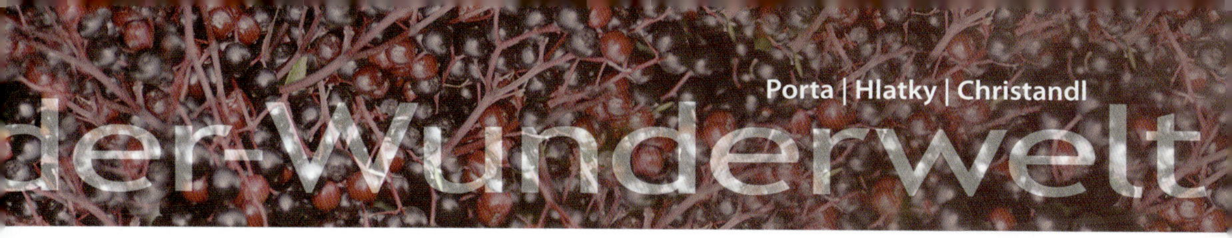

Holunder-Wunderwelt
Ein Rundgang in einem besonderen Beerengarten

1. **„Vor dem Holunder zieh den Hut"!** Wir starten vor dem Gartentor, neben uns die Hauptdarsteller der Wunder-Welt: weißer, roter und schwarzer Holler. Weil Holunder hier im Weinbaugebiet sehr gut wächst, begleiten ihn verschiedene Traubensorten auf dieser steilen Böschung.
2. Im **Naschgarten** kann man alle Beeren von den Sträuchern naschen. Nur den Holler sollte man besser nicht roh genießen!
3. Der **typische Bauerngarten** in Hausnähe ist mit Gemüse und Kräutern des täglichen Gebrauchs bepflanzt. Einem Hochbeet haben wir eine gläserner Seitenwand gegeben, so können Sie den inneren Aufbau gut erkennen.
4. **Vulkanismus am Kalvarienberg!** Hier haben wir eine kleine Sitzarena in das Vulkangestein gegraben – zum Rasten aber auch für kurze Vorträge bestens geeignet.
5. **„Holler-Vulkan"-Platz.** Alle Früchte die im „Holler Vulkan" enthalten sind, haben wir hier zusammengepflanzt: Holler, Aronia, rote und schwarze Ribisel und einen Apfelbaum
6. **Holunder in der Volksmedizin** ist als „Apotheke des kleinen Mannes" bei uns schon sehr lange bekannt. Mit den passenden Kräutern und Pflanzen kombiniert, hilft er gegen eine Vielzahl an Leiden.
7. **Linde mit Aussicht.** Der Sitzplatz unter der Linde bietet eine grandiose Aussicht auf das Raabtal und die Riegersburg.
8. **Wildobst und Exoten – die Vielfalt zählt!** Alles was Früchte trägt wird bei uns verkocht und kann verkostet werden. Dirndel und Mispel, Aronia und Erdbeeren, Mini-Kiwi und Indinaerbanane - jedes für sich oder in fröhlicher Mischung.
9. **„Unter'm Hollerbusch"** heißt unser Kinderspielbereich, der auch bei unseren eigenen Kindern sehr beliebt ist. Kein Wunder bei so viel Sand und Platz zum Toben.
10. **Holunder-Schule.** Hier zeigen wir Ihnen Holunder in verschiedenem Alter, die perfekte Gelegenheit über Anzucht, Pflege und den Schnitt zu sprechen.

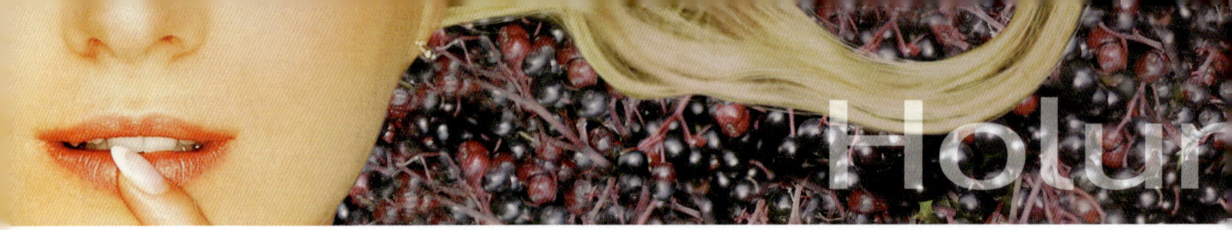

11. **Die Vielfalt des Holunders** ist groß und unsere Sammlerleidenschaft erwacht. Neben den verschiedenen Fruchtsorten gibt es nämlich auch viele, essbare, hübsche Ziersorten.

12. **Durch die Holunder-Allee** geht es aus der Wunderwelt wieder hinaus. Oder Sie starten einen zweiten Rundgang, denn die verschiedenen Traubensorten im Eingangsbereich schmecken ganz ausgezeichnet und es locken auch die Himbeeren, Heidelbeeren, Stachelbeeren, Erdbeeren ...

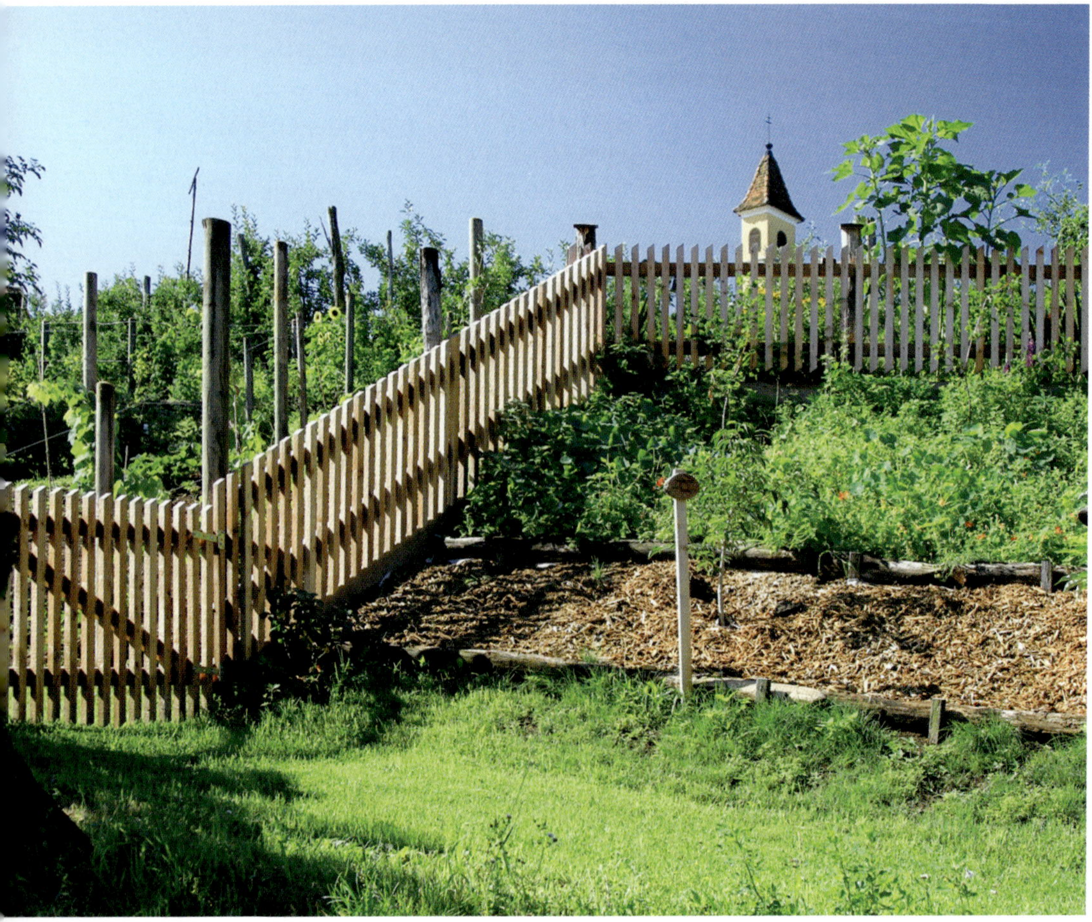

Natürlich bringt er uns zum Nachdenken, der Holundergarten im Frühling. Die Wiederkehr des schlummernden Lebens zu grüner Sichtbarkeit im Durchbrechen der ersten Triebe durch die graue Rinde, langsam, zart und gleichzeitig gewaltig, weil unaufhaltsam. Kein Wunder, dass die Ägypter die Zeit nicht als gerichteten Weg in die Zukunft, sondern als immer wiederkehrendes Rad des Sterbens und der Geburt sahen. Wir sogenannte „Westliche", die wir unsere philosophische und ethische Identität so weit aufgegeben haben, dass wir den kleinsten gemeinsamen Nenner in einer Himmelsrichtungsbezeichnung finden müssen, fürchten uns wie nie zuvor vor diesem Naturgesetz. Tod existiert, zumindest in unserem näheren Umkreis, nicht, er wird in Heime und Krankenhäuser abgeschoben, die bald so viel kosten, dass uns das Leben selbst vermiest wird. Die Verantwortung für Sicherheit, Wohlergehen und Gesundheit liegt also beim Staat, dem wir durch Verantwortungsvermeidung immer mehr Macht abgeben müssen. Die Demokratie der Feigen wird so zur Diktatur. Genau diese Einstellung dehnen wir leider auch auf unsere Gesundheit aus. Alles, was nicht aus der glitzernden Tablettenfolie der Pharmaindustrie herausgedrückt werden kann und nicht binnen Tagen, eher Stunden wirkt, interessiert nicht.

Ja, es sind einige Ansätze da, die sich immer mehr verstärken, auch unser Hirn und unseren Körper durch bewusste Verhaltensänderung in den Heilungsprozess einzuspannen. Die nach wie vor gültige Vorstellung von Pfarrer Kneipp, durch starke Reize gesunde, aber auch kranke Organismen zu einer Reaktion herauszufordern, kennen wir alle. Wenn wir sowohl bei Krankheit als auch als Vorbeugungsmaßnahme mit allen uns zur Verfügung stehenden Mitteln die Wirkkraft der Heilmittel unterstützen, sind vermutlich in vielen Fällen andere Dosierungen, vielleicht auch andere Heilmittel mit weniger Nebenwirkungen, möglich.

Es ist selbstverständlich, Pflanzen zu essen. Wir müssen es sogar, so banal das auch klingt. Nun sind aber fast alle Pflanzen mehr oder weniger kampfstoffproduzierende Festungen, wie sie eingangs beschrieben worden sind. Wir essen also ununterbrochen Heilmittel – hoffentlich die richtigen in der richtigen Dosierung.

Chronisch Kranken – Altersdiabetikern etwa – wird als allerwichtigstes Heil(s)mittel geraten, ihre Lebensweise zu ändern. Das war früher bei krank machenden Lebensumständen, wie schwerer Arbeit unter schlechten Bedingungen, nicht möglich, weil man nicht anders Geld verdienen konnte. Heutzutage führt uns unser eigenartiger Lebensstil völlig ohne finanziellen Zwang immer tiefer in sogenannte Zivilisationskrankheiten wie eben Diabetes oder Herz-Kreislauf-Leiden. Wir sind also, ähnlich wie diagnostizierte chronisch Kranke, in der dringenden Situation, unser Leben ändern zu müssen, weil wir es sonst trotz oder wegen der viel angenehmer gewordenen Lebensumstände verkürzen.

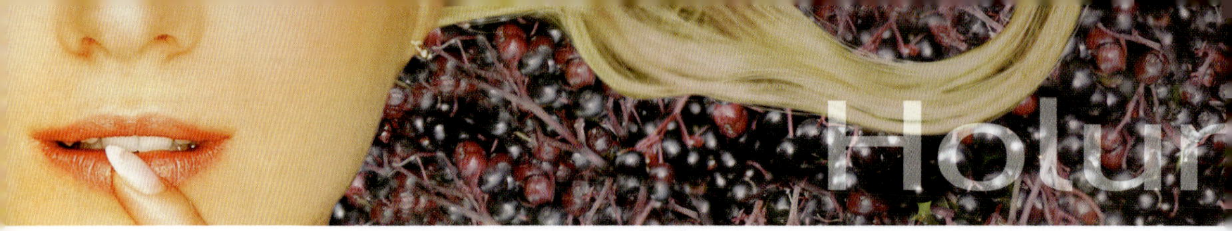

Nur einer kleinen, schrittweisen Änderung des Tagesrhythmus und der Essgewohnheiten bedarf es, wobei zeitweilige Sünden mit leisem Lächeln toleriert werden können. Aber nur wenn wir auch den Sinn der heilbringenden Veränderungen begreifen, werden sie sich halten. **Wir sind ein fester Teil der gesamten Natur und sind nur dann körperlich und geistig gesund, wenn wir als solcher handeln.**

Die – je nach Krankheitssituation – oft sanfte, oft drastische Wirkung vernünftig dosierter Pflanzenstoffe richtet sich nach dem momentanen Zustandsbild und ergänzt so harmonisch unsere eigenen Bemühungen.

Wenn ich die letzten knapp 300 Worte nochmals durchlese, wird mir bewusst, dass sie nicht etwa neue Gedanken verbreiten, sondern uns alle für eine schon seit alters her erfolgreiche Lebensführung wieder aufnahmefähig machen sollten. Immer dichter wird das Netz wissenschaftlich fundierter Ratschläge, die in solch einfachen Lebensveränderungen liegen, unterstützt durch gute Präventivmedizin bieten sie den Ausweg aus der Gesundheits- und Sozialkrise. Wir wollen nicht dasselbe wie unsere Ahnen, wir wollen aber dort das Gleiche, wo Tradition und Lebensweisheit nachweislich wirken.

Wir selbst haben in vielen wissenschaftlichen Arbeiten und auch für den Laien lesbaren Büchern (Stress verstehen – Burnout besiegen, Die Kraft der Pause, Glück machen) darauf hingewiesen, dass unser Organismus ganz automatisch auch mit seinen primitivsten Reaktionen versucht, sich für zukünftige Belastungen besser aufzustellen. Das heißt nichts anderes, als dass nicht nur unser vernünftiges Handeln, sondern auch einfachste chemische Abläufe in uns drinnen entscheidend von der Zukunft beeinflusst werden. Die Zukunft ist also einer der gewichtigsten Beweggründe unserer Aktivitäten – lassen Sie sich das einmal auf der Zunge zergehen.

Wir müssen eigentlich nichts anders tun, als dem sowieso schon vorgegebenen Zukunftsweg unseres Körpers auch in unserem bewussten Handeln zu entsprechen. Dazu ist Planung nötig, die wir zwar sehr erfolgreich an unserem Arbeitsplatz, viel weniger oft aber bei uns selbst einsetzen. Idealer Partner dieser Planung ist der bewusste Umgang mit Heilmitteln. Natürlich gehört auf einen groben Klotz ein grober Keil, eine schwere Infektion daher zum Arzt und ein Bombenantibiotikum drauf. Wir können aber die Wahrscheinlichkeit, dass es überhaupt so weit kommen muss, mit vernünftigem, situationsangepasstem Gebrauch von Pflanzenstoffen stark reduzieren. Niemand will aus Ihnen einen akribischen und eingebildeten Kranken machen, der sich aus hypochondrischem Wahn mit tausenden Säftchen umgibt. Ein selbstbewusst planender Mensch, der nicht erst fünf nach zwölf die Medikamentenbombe einwerfen muss, sondern rechtzeitig und erfolgreich einschreitet, das sollen Sie werden. Taumeln Sie nicht, wie ein Burn-out-Patient, geschwächt und daher kraftlos und unvorbereitet ohne Zukunftsplan nur in der Gegenwart herum. Synchronisieren Sie Ihr Bewusstsein mit den automatisch vorplanenden chemischen Abläufen in Ihnen, denken Sie an Ihre eigene Zukunft, die in der nächsten Sekunde beginnt und sich möglichst weit ausdehnen soll. Gehen wir voll Hoffnung in den Frühling, betrachten und versuchen wir zu verstehen, was uns angeboten wird, um es wirklich nutzen zu können. Fühlen wir uns als das, was wir sind: Als ein erfolgreicher Teil der Natur mit allen ihren Erscheinungsformen. Dehnen Sie gemeinsam mit der Natur Ihre Zukunft und die der Umwelt aus!

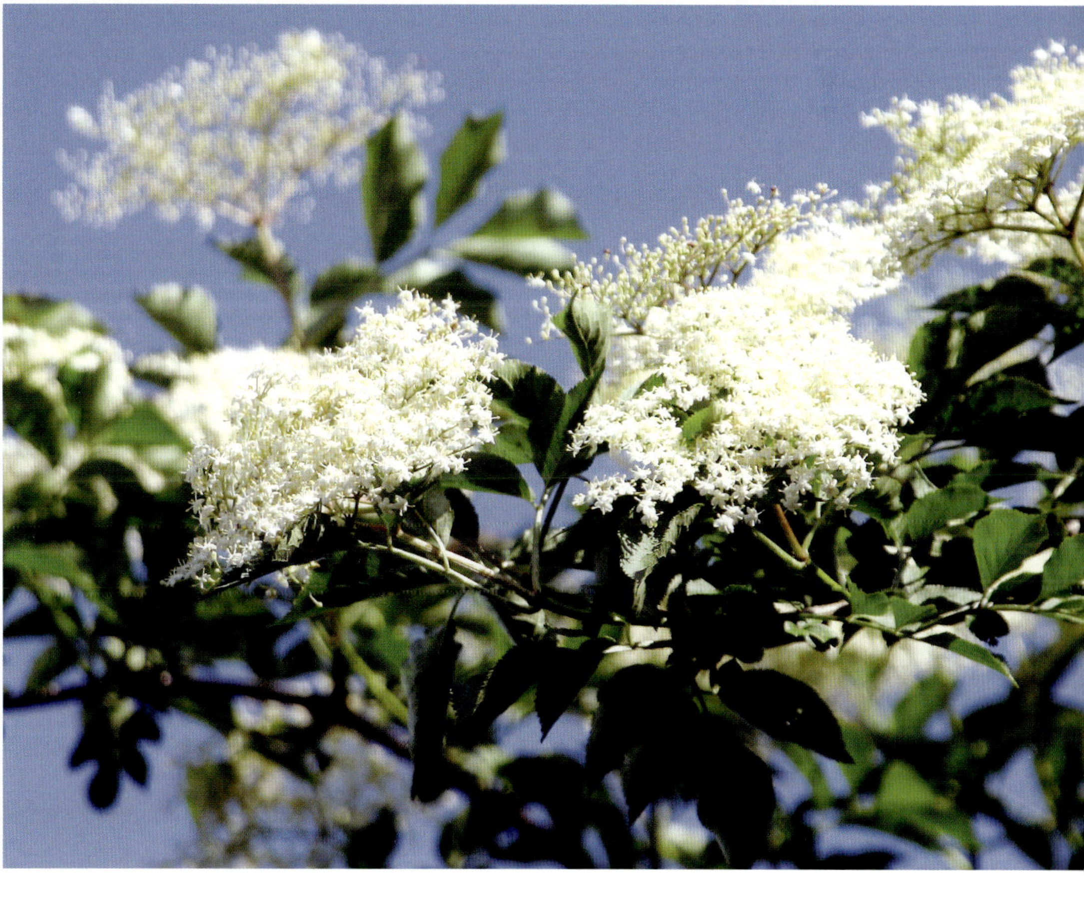

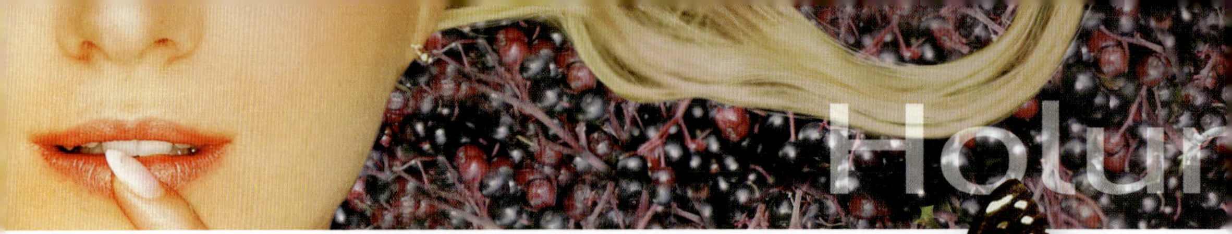

Fragen über Fragen

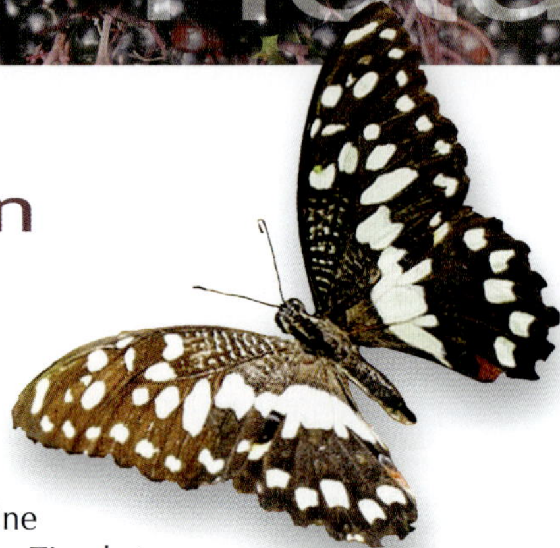

Beneiden Sie mich. Ich sitze nämlich im schönen Illmitz am Neusiedler See und schreibe eine Skizze zu diesem wirklich allerletzten Kapitel. Der Tigerkater Pauli hat sich auf meinem Schoß breit gemacht und inspiriert durch Schnurren und allgemeine Zufriedenheitsäußerungen. Dabei fällt mir ein, dass viele Fragen, die trotz der Rezepte für Rotkraut, Torte und den gebackenen Holunderstrauben übrig sind, wie verlassene Grauganskküken am Ende des Buches noch immer herumwuseln, weil es nur möglich war, eine Kernskizze des großen Holunderbildes anzufertigen, wenn das Buch lesbar und verständlich sein soll.

Eigentlich misst man in unserem Metier den Wert einer Arbeit nicht nur an den beantworteten, sondern vor allem an den durch die Arbeit neu aufgeworfenen Fragen. Wenn die – hoffentlich – neuen Gedanken der Autoren auch in Leserin und Leser neue Gedankengänge hervorrufen, die mit Macht zum Ausdruck drängen, ist das ein großes Kompliment für uns.

In einem meiner alten Karl Mays hat ein Vorbesitzer mit etwas kauzigem Humor bei einigen der schwülstigeren Stellen in schöner Bleistiftschrift das Wort „Idiot" hingeschrieben, bei einer anderen Stelle, an der eine schmutzige Balkanstadt beschrieben wird, steht „Graz!" mit Ausrufungszeichen. Einerseits sollte man ja Bücher nicht beschmieren, andererseits verstehen die Autoren (wer, wenn nicht die?) den unwiderstehlichen Drang des Lesers, das, was seine Seele beschäftigt, auch niederzuschreiben.

Deshalb haben wir uns entschlossen, alle aufgeworfenen Fragen, deren Behandlung die Verständlichkeit des Textes überfordert hätte, in einer Liste zusammenzufassen und sie so gut wie möglich zu beantworten.

Darüber hinaus scheint es uns im Sinne des oben Geschriebenen wichtig, dieser Frage-Antwort-Tabelle noch viele freie Plätze hinzuzufügen, in denen der Besitzer des Buches seine eigenen Fragen eintragen kann. Mit der Zeit kann er vielleicht auch eigene Antworten hinzufügen. Dann wird aus dem Buch der Autoren langsam ein ganz besonderes, eigenes, unverwechselbares Werk, an dem der Leser Mitschaffender und Mitautor war.

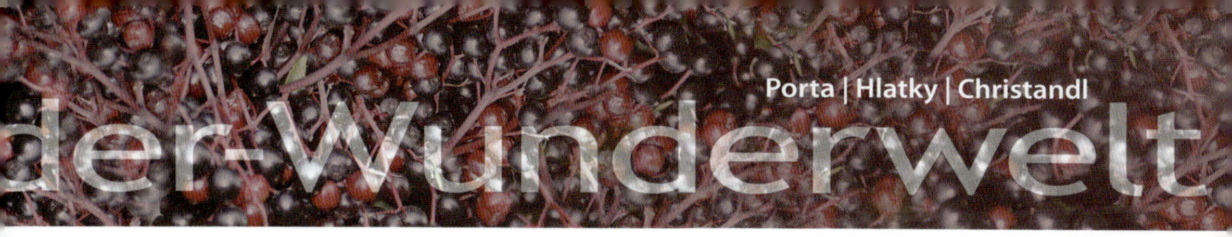

Fragen und Antworten

Ist im Holundersaft Eisen enthalten?
Ja, sehr viel.

Was ist im Holler Vulkan-Saft drin? Zusatzstoffe? Konservierungsmittel?
Keine chemischen Zusatzstoffe und keine Konservierungsmittel.

Wird mit Holunder Rotwein gefärbt? (mehrere Anfragen)
Herr Günter Müller von der Domäne Müller in der Weststeiermark (legendärer Zweigelt!): „Wein wird keinesfalls mit Holundersaft gefärbt, weil das verboten ist. Steirischer Rotwein ist auch so schön rot!"

Können auch Diabetiker Holler Vulkan trinken?
Eine Flasche Holler Vulkan hat 2,5 Broteinheiten, die empfohlene Tagesdosis von bis zu einer halben Flasche also 1,25 BE.

Was ist am Holler Vulkan besser als am gewöhnlichen Holundersaft oder anderen Produkten mit Holunder aus der Apotheke?
In Holler Vulkan befindet sich so viel wie möglich Holunderkonzentrat, um einen möglichst hohen Gehalt an Biopolyphenolen zu gewährleisten, der durch Beimengung von Äpfeln, Ribiseln und Aroniabeeren wohlschmeckend und angenehm trinkbar gemacht wird. Bemerkenswert ist auch sein hoher Magnesiumgehalt, der die Wirkung der Biopolyphenole ergänzt.

Sind nicht die Blüten so gesund?
In Hollerblüten mit ihrem feinen Aroma, die zur Anfertigung von Hollerblütensirup und von Hollersekt verwendet werden, finden sich ebenfalls wirksame Polyphenole, aber in einer etwas anderen Zusammensetzung als in den Beeren.

Wo bekomme ich Holler Vulkan oder Holunderkonzentrat?
Eine gute Zusammenfassung der Bezugsquellen befindet sich auf Seite 104.

Kann ich auch den eigenen Holundersaft trinken?
Natürlich und ein herzliches „Gesundheit!". Allerdings benötigen Sie sehr viel davon, um eine ähnliche Wirkung zu erzielen wie bei Verwendung eines konzentrierteren Holunderextraktes.

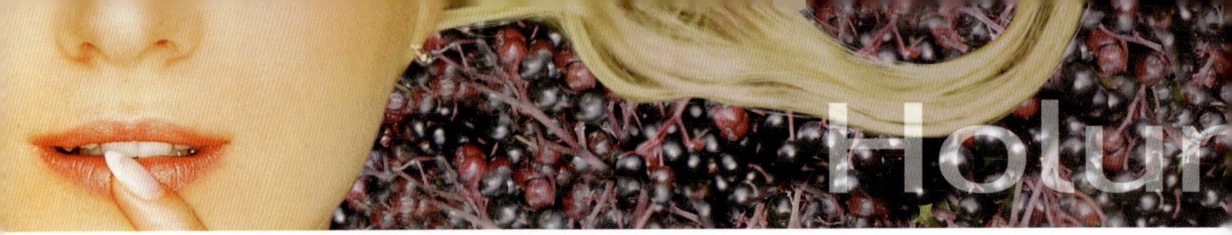

Gehen beim Erhitzen nicht die wertvollen Vitamine verloren?

Vitamine gehen beim Erhitzen verloren, auf keinen Fall aber die roten Polyphenole, die wirken, solange sie rot sind, also auch gekocht und gebacken.

Sind rohe oder grüne Hollerbeeren nicht giftig?

Wie schon mehrmals erwähnt, ist in rohen oder grünen Hollerbeeren Sambunigrin, eine leicht giftige Substanz enthalten. Hollerbeeren sollte man also genauso wie Bohnen oder Kartoffeln, die ebenfalls roh nicht gegessen werden können, einige Minuten kochen. Sie verlieren dadurch keine der wertvollen Polyphenole.

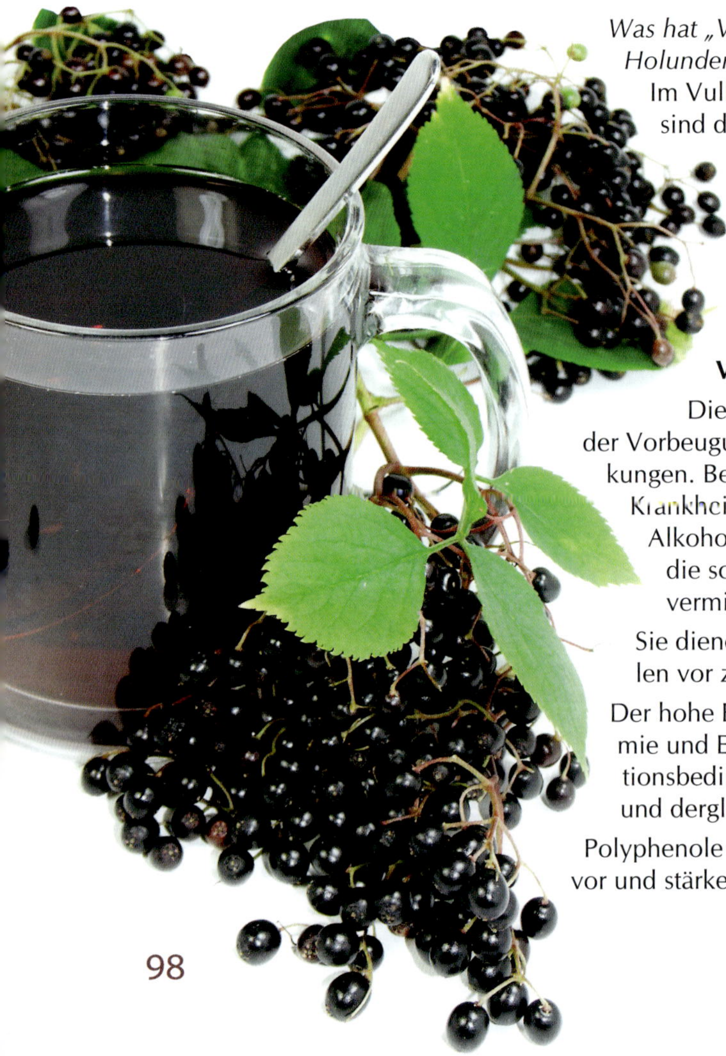

Was hat „Vulkan" im Holler Vulkan mit Holunder zu tun?

Im Vulkanland der Südoststeiermark sind die Lavaböden alter Vulkane sehr mineral- und besonders magnesiumhaltig. Das sorgt für die gute Holunderqualität.

Wann und wie können Holunderpolyphenole eingesetzt werden?

Vorbeugend:

Die langfristige Einnahme dient der Vorbeugung von Herz-Kreislauf-Erkrankungen. Bei erhöhter Belastung durch Krankheit, Umweltbelastung, Rauchen, Alkohol und Überforderung, helfen sie, die schädlichen Auswirkungen zu vermindern.

Sie dienen zudem dem Schutz der Zellen vor zu vielen freien Radikalen.

Der hohe Eisengehalt ist hilfreich bei Anämie und Eisenmangel sowie bei menstruationsbedingtem übermäßigem Blutverlust und dergleichen.

Polyphenole beugen zudem der Hautalterung vor und stärken die Immunabwehr.

Bei Krankheit:

Polyphenole helfen gegen Entzündungen, verbessern die „Blutwerte" z.B. bei Krebserkrankung und zu hohen Cholesterinwerten. Blutwerte sind eigentlich nur Messgrößen. Ihre „Verbesserung" klingt so, als ob man Eis in warmes Wasser wirft, um die Quecksilbersäule zu verkleinern und nicht um die Temperatur zu senken. Wir wissen aber, wie es gemeint ist.

Polyphenole helfen zudem bei Grippe, Augenkrankheiten, Verdauungsproblemen und Darmerkrankungen.

Zudem regen sie auch den Appetit an.

Kurzfristig:

Polyphenole dienen zur körperlichen und geistigen Leistungssteigerung, helfen bei akutem Stress durch Überbelastung, aber auch bei Müdigkeit und Niedergeschlagenheit, beim Herannahen einer Erkältung, bei Halsweh, fördern die Durchblutung, was sich auch positiv auf das Liebesleben auswirken kann. Angeblich senken sie auch die oft alkoholbedingten „Leberwerte".

Wie lange und wie viel muss ich trinken?

Das hängt vom Zustand ab – siehe die oben angeführten Ratschläge, aber auch ausführlich auf Seite 62ff.

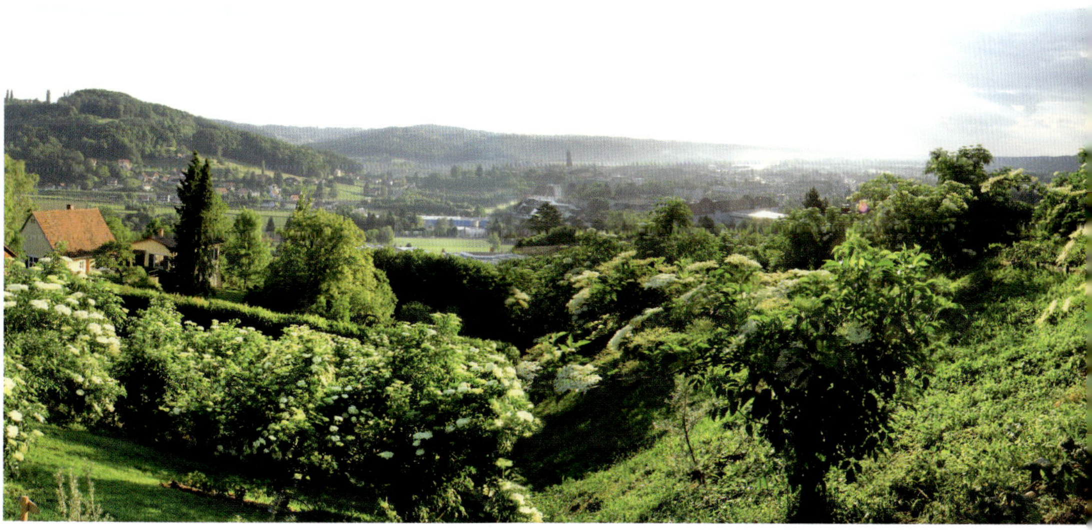

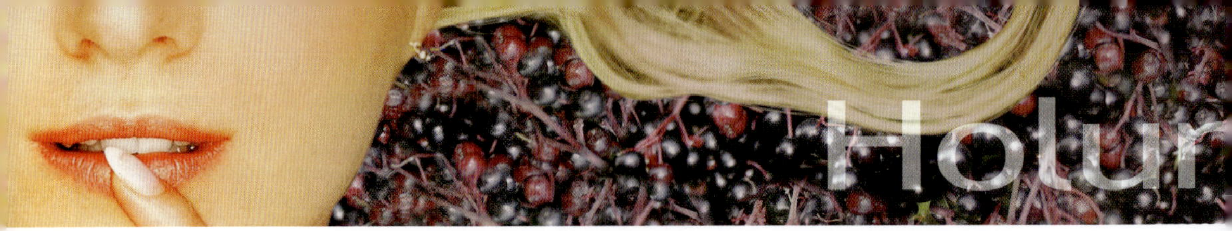

Kann ich auch zu viel trinken?

Weil Holunderkonzentrate recht deutlich wirken (siehe Literatur), so kann man auch – wie von jeder Medizin – zu viel einnehmen. Halten Sie sich bitte an die Empfehlungen und an die Beschreibung auf den Seiten 62ff.

Ist die Wirkung besser oder schneller wenn ich mehr trinke?

Sie wird vor allem unkontrollierbar (siehe vorige Frage).

Kann man von Holundersaft süchtig werden oder gibt es Nebenwirkungen?

Nebenwirkungen wie schnellerer Herzschlag oder Durchfall treten meist auf, wenn man viel mehr trinkt als empfohlen. Süchtig werden kann man keinesfalls.

Gibt es Gewöhnungseffekte?

Es sind keine bekannt, außer man gewöhnt sich an einen verbesserten Allgemeinzustand.

Soll man konzentrierte Holunderprodukte auch mal absetzen?

Zur Vorbeugung und Gesunderhaltung empfehlen wir die Polyphenolmenge einer Flasche Holler Vulkan pro Woche, in Grippezeiten doppelt so viel und bei den oben besprochenen Krankheiten eine halbe Flasche pro Tag. Bitte bei Krankheit unbedingt den Arzt zu konsultieren.

Können auch Kinder Hollerkonzentrat trinken?

Ja, sehr gut. Aber auch hier, besonders bei kleinen Kindern, sollte man die Dosis mit dem Arzt besprechen.

Wie lange vor bzw. nach einer Chemotherapie soll kein Holundersaft getrunken werden?

Besonders hier ist ärztlicher Rat wichtig, weil sich die Art und Intensität der Chemotherapie nach der Krankheit richtet.

Kann Holunderkonzentrat auch in der Schwangerschaft getrunken werden?

Es sind keine negativen Wirkungen bekannt. Besprechen Sie es trotzdem mit Ihrem Arzt.

Unsere vermehrten Hinweise auf Besprechungen mit Ärzten erklären sich leicht damit, dass in einigen Kapiteln gezeigt werden konnte, dass Hollerkonzentrate deutliche und nachgewiesene Wirkungen besitzen. Es sind also nicht nur irgendwelche Säftchen, die gedankenlos hinuntergeschüttet werden können, weil sie so gut schmecken. Laut den zitierten wissenschaftlichen Untersuchungen wirkt Holunderkonzentrat deutlich, und eben deswegen sollte man in gewissen Fällen den Arzt konsultieren.

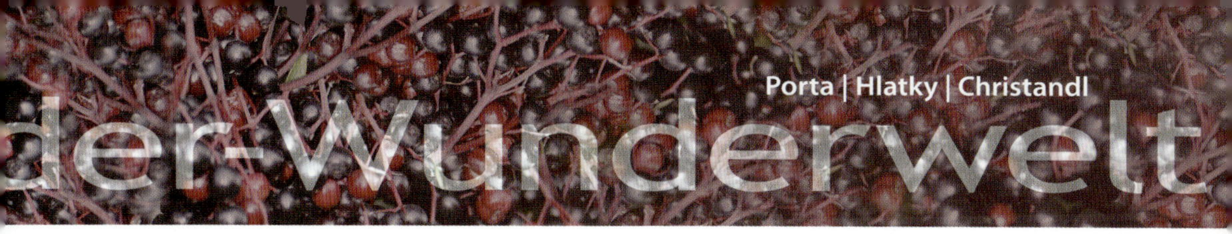

Verwendete Literatur

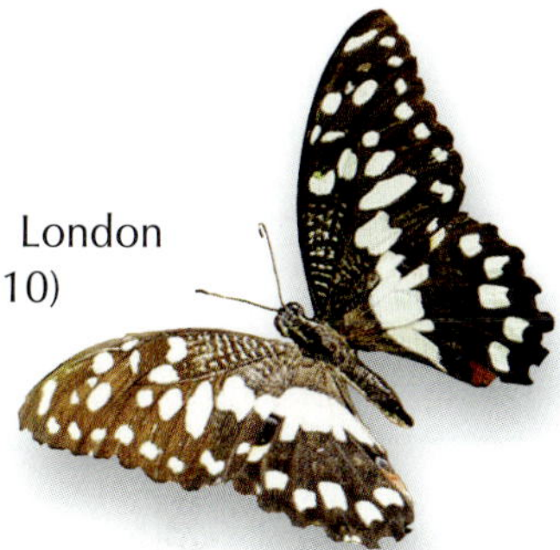

Blochwich M.: Anatomia Sambuci – The Anatomy of the Elder. London 1677 (Revised Edition by Anthony Jacobs and Fredrik Stipps 2010)

Bratu M., Negreanu-Parjol T., Roncea F., Miresan H., Porta S.: Obtaining and characterization of Mg-Anthocyanins complexes using as raw material a SAMBUCUS NIGER fruit extract. Europ. Mg-Congress , Mai 2004, Sibiu, Romania

Bratu M.M., Guiu L., Samarineanu M., Gaidargiu I., Porta S.: A Fruit Extract of Sambucus nigra L. (Caprifoliaceae) leads to immune co-stimulatio. The 1st International Symposium, New Resources in Pharmaceutical Industry, June 5–8, 2003 Constanta – Romania

Bratu M.M., Negreanu-Parjol C., Porta S.: Developing Biopolyphenol Mg complexes, first data about effects in vitro. Internationaler Kongress Schloss Halbenrain 22.10.–23.10.2004

Christandl R.: Alles Holler! Das Holunder-Kochbuch. Graz 2007

Gruia M.I., Bratu M.M., Moraru V., Terbea I., Porta S.: In vivo effects of a whole Elderberry extract (Sambucus nigra L. Caprifoliaceae) on the redox status of cells comparative with a total plantain (Plantago Sp.) extract – preliminary data. In: Ovidius University Annals of Medical Science – Pharmacy, Volume 1, Number 1, 2003, 88–92

Gruia M.I., Bratu M.M., Popovici A., Moraru V., Tebrea I., Porta S.: In vivo effects of a whole elderberry extract (Sambucus nigra L. Caprifoliaceae) on the redox status of cells – preliminary results. The I-st International Symposium, New Resources in Pharmaceutical Industry, June 5–8, 2003 Constanta – Romania

Latanzio V., Latanzio V.M.T., Cardinal A.: Role of phenolics in the resistance mechanism of plants against fungal pathogens and insects. In: Phytochemistry: Advances in Research, 2006, 23–67

Leitner G., Westmoreland D., Knapp M., Spencer K., Merback J., Kuzik V., Weger M., Pfannhauser W., Porta S.: Stress induced electrolyte and blood gas changes with and without a six days oral treatment with elderberry (Sambucus Nigra L.) concentrate. In: Magnesium-Bulletin, 22, 3 (2000), 72

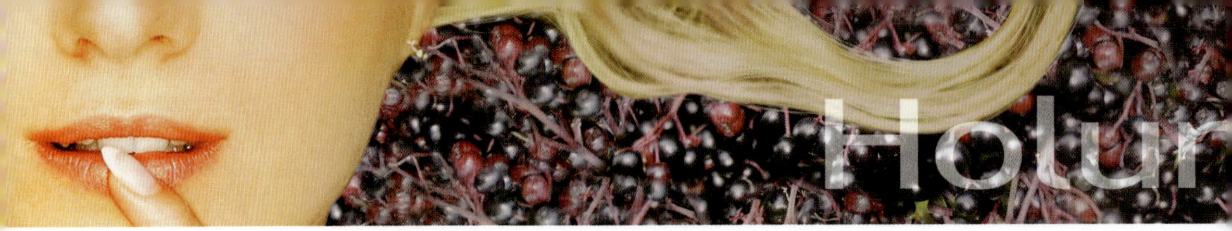

Maitra S.K., Bhattacharya S., Wurzinger S., Kuzik I., Porta S., Pinter A., Palasser X., Wintersteiger R.: Elderberry biopolyphenoles reduce blood sugar in rats and human NIDDMs – ambiguous role of the endocrine system. XXIII National Symposium on Reproductive Biology and Comparative Endocrinology. Department of Zoology, VISVA-BHARATI, Santiniketan – India, 07–09 February 2005

Maresch M., Wurzinger S., Wonisch W., Porta S.: Chronische Magnesium und Biopolyphenolapplikation bei einer Antiterroreinheit. Internationaler Kongress Schloss Halbenrain 22.10.–23.10.2004

Negreanu-Pirjol T., Bratu M.M., Giurginca M., Rau I., Iftimie N., Porta S.: General Chemical Analysis Correlated with Antioxidative Activity of the Elderberries Total Extract (Sambucus nigra L. Caprifoliaceae) (Abstract). The 1st International Symposium, New Resources in Pharmaceutical Industry, June 5–8, 2003 Constanta – Romania. In: Ovidius University Annals of Medical Science – Pharmacy, Volume 1, Number 2, 2003, 61–64

Negreanu-Pirjol T., Bratu M.M., Giurginca M., Rau I., Iftimie N., Porta S.: General Chemical Analysis Correlated with Antioxidative Activity of the Elderberries Total Extract (Sambucus nigra L. Caprifoliaceae). In: Ovidius University Annals of Medical Science – Pharmacy, Volume 1, Number 2, 2003, 61–64

Pfannhauser W., Peters S.: Das Wunder vom Holunder. Schäffern 1998

Porta S., Hlatky M.: Die Kraft der Pause. Wien 2010

Porta S., Hlatky M.: Glück machen! Wien 2011

Porta S., Hlatky M.: Stress verstehen – Burnout besiegen. Wien 2009

Porta S., Maresch M., Wuzinger S., Wintersteiger R., Wonisch W., Bratu M.: Concentration and workload dependent effects of acute and chronic biopolyphenol application in humans. The II-st International Symposium, New Resources in Pharmaceutical Industry, 27.–29. Mai, 2004 Constanta – Romania

Porta S., Wonisch W., Wurzinger S., Bratu M.: Effects of bioflavonoid extract of sambucus nigra upon oxidative and stress state of humans. In: Ovidius University Annals of Medical Science – Pharmacy, Volume 1, Number 1, 2003, 13–17

Porta S., Wurzinger S., Wintersteiger R.: Determination of Physiological Effects of Elderberry Biopolyphenols in Human using ICU Equipment. International Berry Health Benefits Symposium, June 13–14, 2005, Oregon

Porta S., Wurzinger S., Wonisch W., Sejak S., Bratu M.M.: Correlations between ionized blood magnesium and oxytative state. 26. Magnesium-Symposium der Gesellschaft für Magnesium-Forschung e.V., 05.–07. Oktober 2006, Klinikum am Biederstein, München

Porta S., Wurzinger S.: Gesicherter Zusammenhang: Leistung und Magnesium- Status. In: ÖAZ Nr. 11 , 2005, 530–531

Porta S.: Steirische Schätze im Süden – Interaktive Physiologie von Biopolyphenolen (BPP) und Magnesium. Internationaler Kongress Schloss Halbenrain 22.10.–23.10.2004 (Buchartikel)

Porta S.: Erst messen dann fressen. Klagenfurter Gesundheitstage, 26.–27. Jänner 2006

Wurzinger S., Bratu M., Wonisch W., Halwachs-Baumann G., Porta S.: Interdependency of the oxidizability of lipoproteins and peroxidase activity with base excess, HCO_3 , pH, and magnesium in human venous and capillary blood. In: Life Sciences 2005

Wurzinger S., Bratu M.M., Wonisch W., Wintersteiger R., Porta S.: Combination of clinical stress assessment with peroxidase activity, oLab and oxitation lagtime measurement reduces error margins of oxidative state determination. 8th Symposium on Instrumental Analysis, September 25–28, 2005, Schloss St. Martin

Wurzinger S., Kuzik V., Wintersteiger R., Porta S.: Acute and chronic influence of a highly concentrated Elderberry extract upon bloodglucose and serum triglycerides in exercised rats. In: Ovidius University Annals of Medical Science – Pharmacy, Volume 1, Number 1, 2003 18–21

Wurzinger S., Porta S., Wonisch W., Wintersteiger R., Maresch M.: Gleichzeitige Bestimmung von oxydativem Status und Stress mit intensivmedizinischen Geräten führt zu neuen Ergebnissen. Internationaler Kongress Schloss Halbenrain 22.10.–23.10.2004

Marion Fabianek und Otti Laizner: Mit Wein kochen. Leuschner und Lubensky, 1990

www-Adressen

www.eucerin.com/at
www.lebensmittel-warenkunde.de
www.olionatura.de
www.thermenland.at (Holunderfibel Schwarzer Holunder im Thermenland)

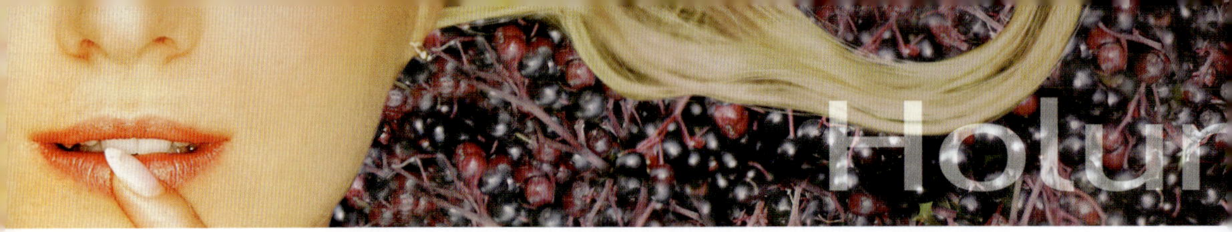

Adressen und Bezugsquellen

Die Vitalkraft aus dem Vulkanland

Holler Vulkan GmbH
Klapping 3
A-8354 St. Anna am Aigen

Tel.: +43 (0) 664/5966777
E-Mail: office@hollervulkan.at
www.hollervulkan.at

Bäuerliche Holunderprodukte, Ausflüge und Verkostungen, Schau- und Genussgarten „Holunder-Wunder-Welt“

Familie Obstbau Christandl
Unterweißenbach 23
für NAVI-Benutzer: Kalvarienbergweg
A-8330 Feldbach

Tel. u. Fax: +43 (0) 3152/2107
Mobil: +43 (0) 676/6500891
E-Mail: info@obstchristandl.at
www.obstchristandl.at

Kosmetik und Wellnesprodukte

Steirisches Thermenland Marketing GmbH
Radersdorf 75
8263 Großwilfersdorf

Tel.: +43 3385 - 66 040
E-Mail: info@thermenland.at
www.thermenland.at

Kommerzieller Holunderanbau und Vermarktung

Sterische Beerenobst-genossenschaft eGen
Hans-Thalhammer-Straße 28
A-8501 Lieboch

Ansprechpartner:
GF Josef Schober: +43(0)3136/62002-15
Stefan Lampl: +43(0)3136/62002-40
E-Mail: info@holunder.com
www.holunder.com

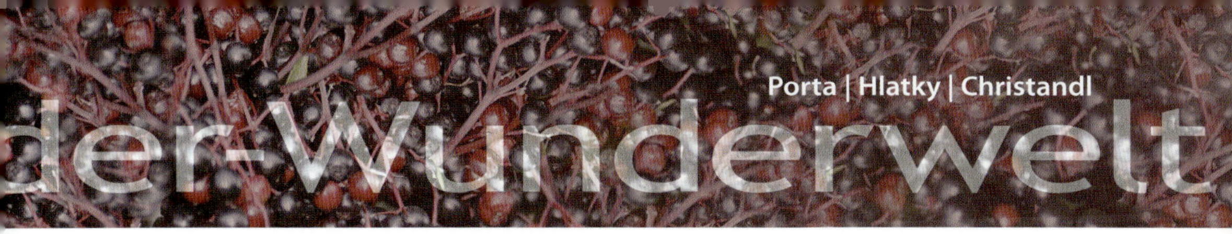

Holunder für den gewerblichen und industriellen Bedarf

Beerenfrost Kühlhaus GmbH
Hans-Thalhammer-Straße 28
A-8501 Lieboch

Tel.: +43 (0) 3136 62020
Fax: +43 (0) 3136 62020-17
E-Mail: info@beerenfrost.com

Vulcolor Naturfarben GmbH
Europastraße 1b
A-7540 Güssing

Tel.: +43 3322 42491
Fax: +43 3322 42491 20
E-Mail: office@vulcolor.com

BerryPharma
Solinger Straße 7
D-42799 Leichlingen

Tel.: +49 (0)2174 307 6210
Fax +49 (0)2174 307 6219
E-Mail: info@berrypharma.com

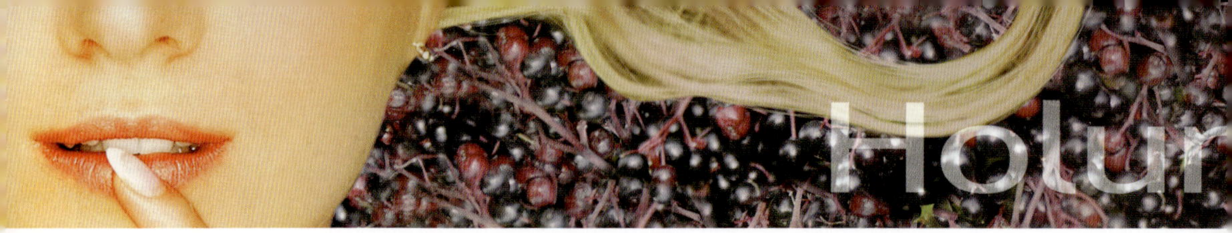

Abbildungsnachweis

Pfister, Josef: 1, 2/3, 5, 8, 21, 40, 57, 80, 92, 99, 108, Kopfzeile durchgehend, Schmetterling Kapitelstartseiten durchgehend

www.pixelio.de: 4 (Konstantin Gastmann), 39 (Gerd Altmann), 48 (Steffi Pelz), 60 (Maria Lanznaster), 75 (Günter Havlena), 76 (Florentine), 77 (Jurec), 78 (Wandersmann), 79 (nimkenja), 81 (gänseblümchen), 82 (Angelina Ströbel), 83 (w. r. wagner), 86 (Petra Bork), 87 unten (www.fotofixfax.com), 88 (Regina Mohr)

Christandl, Johannes: 16, 19, 25, 37, 71, 87 oben, 95

Bergmann, Bernhard: 66

Bildagentur Waldhäusl, Waidhofen a.d. Ybbs: 23, 82, 98

PhotoDisc: 34 (verändert durch Lisa Hahsler)

PhotoAlto: 43, 54, 63

MedOCT-Gruppe am Zentrum für Medizinische Physik und Biomedizinische Technik der Medizinischen Universität Wien: 44

SElefant: 53

Schrampf, Martin: 73

Steirisches Thermenland: 46

Pammer, Susanne: 90

Wohlkinger, August: 11

Hlatky, Michael: 30, 41

Beerenfrost Kühlhaus GmbH und/oder STBOG: 14, 28, 30, 41, 50, 58, 69, 75, 84, 85

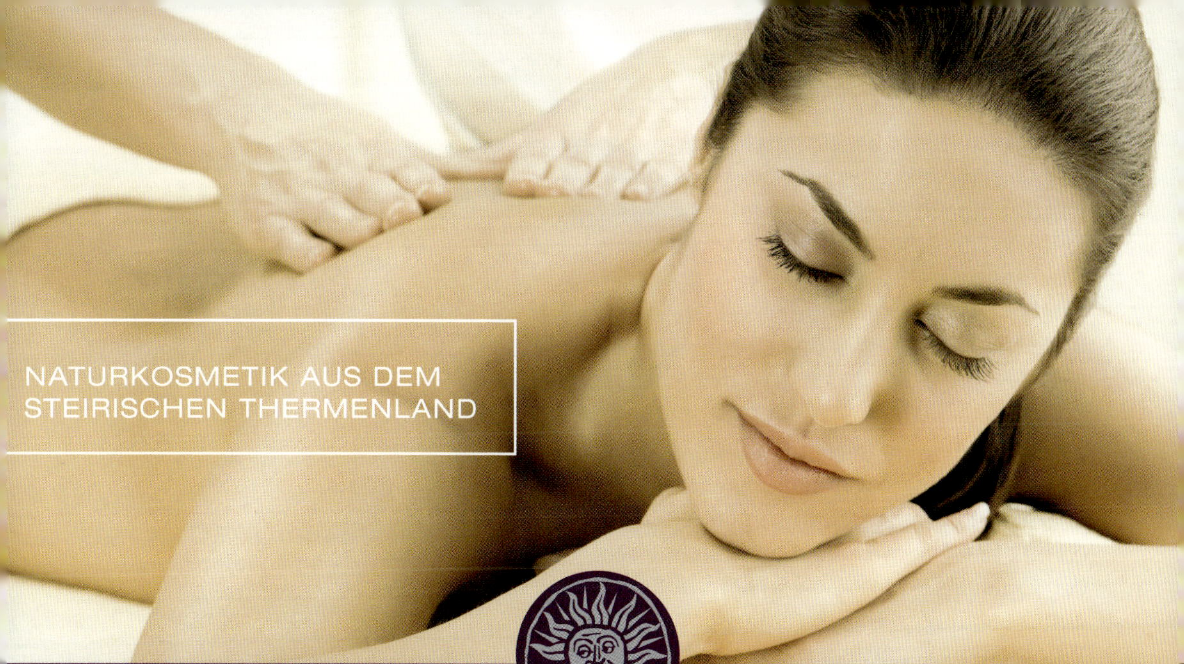

STYRIA
SAMBUCUS

ECHTE NATURPRODUKTE FÜR EMPFINDLICHE HAUT

Im Steirischen Thermenland wächst der schwarze Holunder, eine der ältesten Naturheilpflanzen. Als STYRIA SAMBUCUS Massageöl, Gesichtscreme und Gesichtspeeling entfaltet der Holunder seine wohltuende Wirkung als pflegender, regenerierender und schneller Schönmacher.

STYRIA SAMBUCUS wirkt dem Feuchtigkeitsverlust entgegen, unterstützt die Hautregeneration, zieht rasch ein und verfeinert das Hautbild.

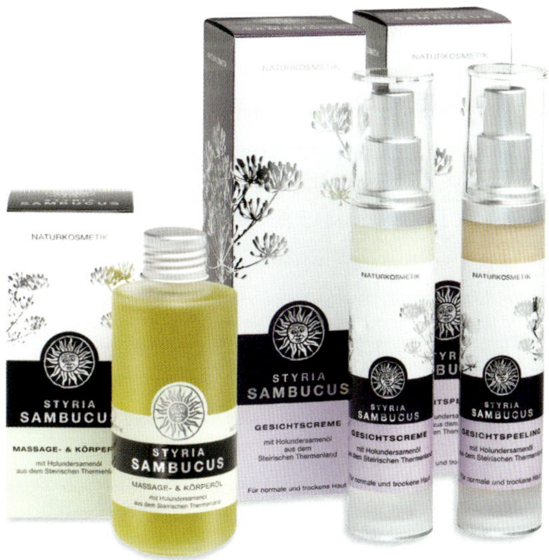

STYRIA SAMBUCUS Massage- & Körperöl
mit Holundersamenöl 125 ml € 25,40

STYRIA SAMBUCUS
Gesichtscreme 50 ml € 29,40

STYRIA SAMBUCUS
Gesichtspeeling 50 ml € 25,40

Informationen & Bestellungen
Steirisches Thermenland, Radersdorf 75, 8263 Großwilfersdorf, Österreich
Tel.: 03385 – 66 040, Fax: 03385 – 66 040-20, info@thermenland.at, www.thermenland.at

Der Meisterbetrieb Christandl hat sich vom einst klassischen Obst- und Weinbaubetrieb zu einem innovativen und vielfältigen Familienbetrieb entwickelt, der höchste Qualität von der Blüte bis zum fertigen Produkt garantiert.

Genauso vielfältig wie die Bäume und Sträucher in unserem Obstgarten sind auch die Produkte, die wir aus den Beeren und Obstsorten in sorgfältiger Handarbeit herstellen. Dank einer durchgehenden Qualitätskontrolle – von der Blüte über eine sorgfältige Ernte bis hin zur raschen Verarbeitung – entstehen hochwertige und geschmackvolle Produkte.

Von der Blüte bis ins Glas – Qualität aus erster Hand

Schwerpunkt Holunder

Seit fast 40 Jahren beschäftigen wir uns mit dem Anbau und der Verarbeitung von Holunder. Das Kochbuch „Alles Holler“ und die Zusammenarbeit mit Prof. Sepp Porta im Bereich Gesundheit und Wissenschaft ergänzen unsere Kompetenz zu dieser einzigartigen Pflanze. Im Schau- und Genussgarten können Sie alle Früchte, die wir verarbeiten, hautnah erleben, verkosten und natürlich alles über den Holunder erfahren. Der Hofladen mit herrlichem Ausblick bis zur Riegersburg bietet Ihnen dann die Möglichkeit, die Kostbarkeiten auch mit nach Hause zu nehmen. Tauchen Sie ein in diese „Holunder-Wunderwelt“!

Unsere Angebote:

- Fruchtsäfte und Nektare
- Marmeladen
- Honig
- Edelbrände
- Geschenke
- Holler Vulkan und verschiedenste Holunderprodukte
- Ausgefallene Obstprodukte wie Aronia, Dirndl, Quitte oder Gojibeere
- Schau- und Genussgarten „Holunderwunderwelt“
- Verkostungen und Führungen für Gruppen

Obstbau Familie Christandl

Unterweißenbach 23
Für Navi-Benutzer:
Kalvarienbergweg
8330 Feldbach
info@obstchristandl.at

Bestellmöglichkeit im Internet:
www.obstchristandl.at

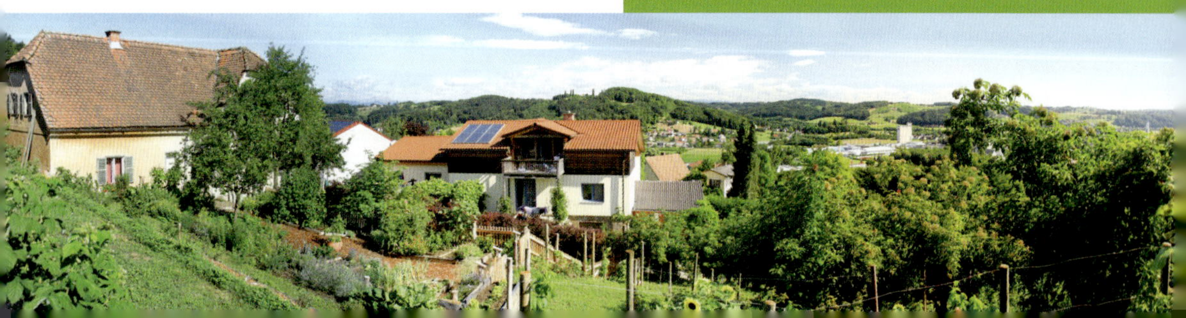

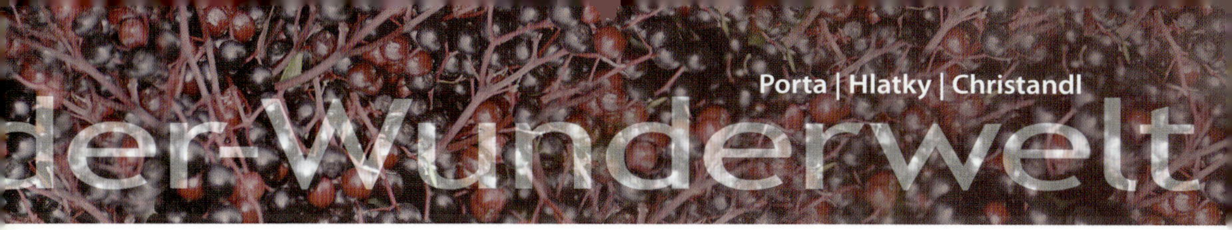

Raum für Notizen

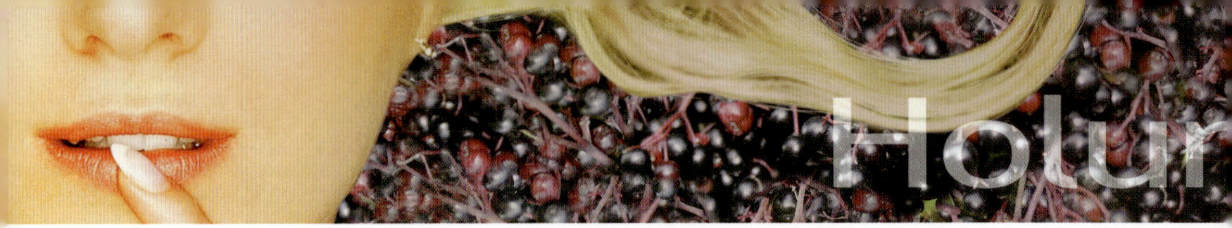

Raum für Notizen

Raum für Notizen

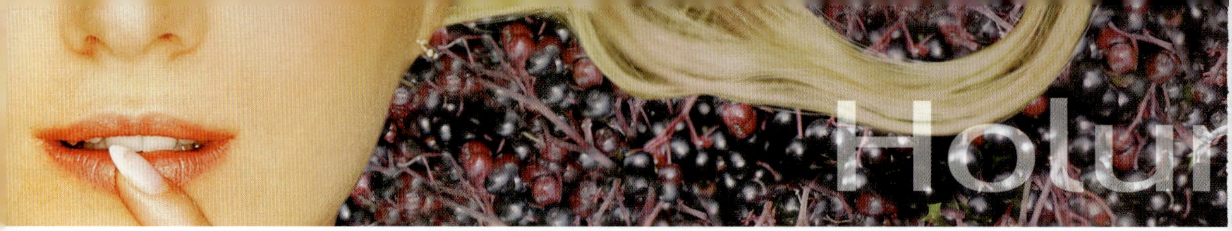

Raum für Notizen